Maria Holl

Die Tinnitus-
Atemtherapie

Das Selbsthilfeprogramm von Maria Holl

VORWORT

Liebe Leserinnen, liebe Leser,

die Tinnitus-Atemtherapie nach Holl® (TAT) entstand 1995 und wurde von mir und Ihnen, den Tinnitus-Betroffenen, in all den Jahren weiterentwickelt.

Die heutigen Übungen passen zum heutigen Menschen in der vielfältigen und stressigen Zeit. Das Geheimnis der hier vorliegenden Übungen liegt in der Kombination. Es sind Übungen aus der Meditation, Bioenergetischen Analyse, der sanften Selbstmassage und des chinesischen Heilwissens des Taoismus kombiniert: Die TAT ist eine Kombination aus west-östlichen Entspannungs- und Therapieverfahren.

2005 ergab die erste Pilotstudie zur Tinnitus-Atemtherapie bei den Teilnehmern einen Beschwerderückgang von 50 Prozent nach 6 Monaten, 80 Prozent der Teilnehmer konnten besser mit nervlicher Belastung umgehen.

5 Minuten täglich üben helfen.

Die banal erscheinenden Übungen aktivieren und ordnen Ihre Lebenskraft und sind in den Alltag integrierbar. Leichtigkeit kehrt in Ihr Leben zurück.

Wie die meisten Tinnitus-Betroffenen, sind auch Sie eher sozial, beruflich engagiert, 150-prozentig in Ihrem Tun, hilfsbereit und immer für andere da. Drehen Sie zwei Prozent Ihrer Aufmerksamkeit auf sich zurück.

Beginnen Sie heute! Ich wünsche Ihnen eine interessante und anregende Lektüre.

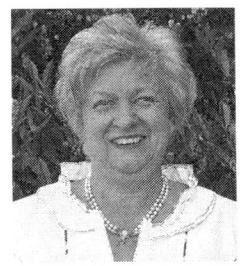

Ihre
Maria Holl

GELEITWORT

Liebe Leserinnen, liebe Leser,

„Die größte Qual bereitet mir das fast ununterbrochene Getöse im Inneren, das mir im Kopf braust und sich bisweilen zu einem stürmischen Gerassel steigert. Dieses Dröhnen durchdringt ein Gekreisch von Stimmen, das mit einem falschen Zischen beginnt und bis zu einem furchtbaren Gekreisch ansteigt, als ob Furien und alle bösen Geister auf mich losfahren würden . . ." So schildert der böhmische Komponist Bedřich Smetana (1824–1884) sein Leiden in einem Brief an einen Freund. So wie im 19. Jahrhundert Smetana geht es heute ca. drei Millionen Menschen in Deutschland. Sie „hören" ein Pfeifen, Brummen, Zischen, Rauschen oder Klopfen, obwohl keine äußere Schallquelle vorhanden ist. Bei manchen Menschen verschwindet dieser sogenannte Tinnitus spontan, andere gewöhnen sich daran und fühlen sich dann durch das Ohrgeräusch nur wenig beeinträchtigt. Aber bei etwa einem Viertel aller Betroffenen führen die Ohrgeräusche zu einer deutlichen Verschlechterung der Lebensqualität.

Die Behandlung von Tinnitus ist schwierig. Dies liegt auch daran, dass man lange nicht verstanden hat, wie Tinnitus entsteht. Fortschritte in den Neurowissenschaften haben in den letzten Jahren zu einem zunehmend verbesserten Verständnis von Tinnitus geführt. Man weiß mittlerweile, dass Tinnitus im Gehirn als Reaktion auf eine Hörstörung entsteht, ähnlich wie Phantomschmerzen nach Gliedmaßenamputationen. Doch dieses tiefere Verständnis hat bisher noch zu keinem Durchbruch in der Therapie geführt. Umso wichtiger ist die Entwicklung von wirksamen Behandlungen, die den vielen betroffenen Menschen helfen, ihr Leid zu verringern. Eine derartige Behandlungsmethode vermittelt Frau Holl im vorliegenden Buch.

Die in diesem Buch beschriebene Behandlung kostet kein Geld, aber sie kostet ein bisschen Zeit und etwas Mut. Wer den Mut hat, sich auf diese Behandlung einzulassen, wird dabei Frau Holl gut kennenlernen. Er wird merken, dass Frau Holl ein klares Ziel verfolgt. Sie möchte Ihnen einen Weg aufzeigen, Ihren Tinnitus wieder in den Hintergrund zu drängen, den Tinnitus, der von so vielen Bereichen Ihres Lebens Besitz ergriffen hat. Sie werden den Weg selber gehen müssen, aber Sie werden eine zuverlässige Führung haben. Jemanden, der auf diesem Weg schon viele Menschen begleitet hat; jemanden, der weiß, wie schwierig dieser Weg sein kann und Verständnis hat, wenn es einmal nicht vorwärts geht. Aber: „Geht nicht, gibt's nicht", jeder wird mitgenommen. Für all die vielen möglichen Hindernisse wird Ihnen Ihre Begleiterin Lösungen anbieten, Lösungen, die von langjähriger praktischer Erfahrung, Empathie, feinsinniger Beobachtung und Gespür zeugen. Sie werden auch erleben, dass es erfrischend ist, sich auf Frau Holls Behandlung einzulassen, und Sie werden neue Erfahrungen machen.

Beeindruckend dabei ist, dass viele Zusammenhänge, die Frau Holl in langjähriger intensiver Arbeit mit betroffenen Menschen gewonnen hat, erstaunlich genau mit den modernen Erkenntnissen neurowissenschaftlicher Forschung übereinstimmen. Doch während die Neurowissenschaften lediglich zum Verständnis der Zusammenhänge beitragen, hat Frau Holl diese Zusammenhänge bereits in eine praktische Anwendung umgesetzt. Dabei möchte ich exemplarisch drei Beispiele nennen:

- Frau Holl hat erkannt, dass die Berührung der Haut eine heilende Wirkung haben kann, und hat so Massagetechniken in ihre Therapie eingebaut. Ganz aktuelle Erkenntnisse zeigen, dass diese Effekte wahrscheinlich über das Hormon Oxytocin vermittelt werden.

- Körperliche Bewegung sowie die Erfahrung, dass man selbst seinen Zustand beeinflussen kann, sind wesentliche Elemente der Therapie. Tierversuche zeigen, dass beide Aspekte eine wesentliche Rolle bei der Neubildung von Nervenzellen spielen und auf diese Weise therapeutische Wirkung entfalten können.
- Unsere Wahrnehmung umfasst die Wahrnehmung unseres Körpers und die Wahrnehmung der äußeren Welt. Vieles deutet darauf hin, dass eine Störung des Wechselspiels zwischen innerer und äußerer Wahrnehmung dem Tinnitus zugrunde liegt. Viele der vorgeschlagenen Übungen zielen darauf ab, mit den verschiedenen Sinnen die Grenzen des Körpers zu erfahren und zu lernen, seine eigene, innere Welt wieder besser von der äußeren Welt abzugrenzen.

So kann die moderne Wissenschaft zumindest Erklärungen liefern, wie die von Frau Holl entwickelte Therapie Einfluss nimmt auf die Wahrnehmung des Tinnitus und die häufig damit verbundene Belastung. Ob die Behandlung bei Ihnen auch wirkt, kann ich Ihnen nicht versprechen. Aber ich möchte Ihnen wärmstens empfehlen es auszuprobieren.

Dr. med. Berthold Langguth
Oberarzt
Leiter des Tinnituszentrums Regensburg

TINNITUS-ATEMTHERAPIE – WICHTIG ZU WISSEN

Ziel der Tinnitus-Atemtherapie ist es, den Tinnitus mit einfachen Übungen zu lindern und ihn durch Üben nicht mehr als Hindernis zu erleben. Die Tinnitus-Atemtherapie hilft Ihnen dabei, das Geräusch zu reduzieren, den Tinnitus als Stressbarometer anzunehmen und aus der Resignation des unheilbaren Tinnitus herauszukommen. Die Übungen sind für alle geeignet, die unter Tinnitus, Hörsturz und Hyperakusis leiden.

Anleitung zum effektiven Üben

Ihre Ohrgeräusche und Ihre Belastung, die dazu führten, dass Sie dauerhaft unter Ohrensausen, wie man Tinnitus früher nannte, leiden, sind so individuell wie die Menschen es sind. Keiner gleicht dem anderen, und doch gibt es Empfehlungen, wie Sie mit diesem Übungsprogramm umgehen sollten. Probieren Sie die Vorgehensweisen aus und finden Sie mit der Zeit Ihre persönliche Struktur des Übens, die auf jeden Fall für Sie alltagstauglich sein sollte.

Beginnen Sie damit, dass Sie mit sich einen Vertrag schließen.

In meiner 15-jährigen Erfahrung habe ich festgestellt, dass Tinnitus-Betroffene äußerst zuverlässig sind, wenn es um die Belange der anderen geht. Einmal etwas versprochen, wird das auf jeden Fall erfüllt, auch wenn der Kopf vor lauter Belastung fast schon unter dem Arm getragen wird.

Heute schließen Sie einen Vertrag mit sich: Jeden Tag übe ich … Minuten. Jeden Tag heißt jeden Tag, vor allem am Anfang.

Vereinbaren Sie mit einem Freund oder einer Freundin (Coach), dass Sie über die Übungen einmal wöchentlich berichten. Das ist eine Methode, die sicherstellt, dass die Vereinbarungen, die getroffen wurden, auch erfüllt werden. Der Mensch braucht Kontrolle und Unterstützung, dann kommt er ans Ziel. Ohne Abgabetermin würden manche Hausaufgaben oder Werkstücke nie abgegeben.

Schreiben Sie den Namen Ihres Coaches auf und bitten Sie ihn, Sie zu unterstützen. Bitten Sie ihn, dass er sich meldet, wenn Sie nicht zum vereinbarten Zeitpunkt mit ihm in Kontakt treten. Gut ist es, eine Person zu wählen, vor der Sie sich schämen, wenn Sie nicht die vereinbarte Zeit geübt haben.

Wenn Sie ein Tinnitus-Betroffener sind, der eine extrem gute Organisationsstruktur hat, sodass Sie keinen Coach benötigen, dann verzichten Sie auf ihn. Die meisten Menschen brauchen

> **!**
>
> Der Mensch braucht Kontrolle und Unterstützung, dann kommt er ans Ziel.

diese Hilfe, Tinnitus-Betroffene manchmal nicht. Menschen mit Ohrgeräuschen sind oft so leistungsstark, strukturiert und pflichtbewusst, dass sie auch ohne Kontrolle ihr Ziel erfüllen.

Der wichtigste Punkt des Vertrages ist, Ihr Übungsziel klar zu definieren.

Nehmen Sie sich ein Übungs- oder Schulheft oder ein anderes geeignetes Heft zur Hand. Auf der ersten Seite steht Ihr Vertrag.

> **!**
>
> Das Ziel ist das Wichtigste.

Übungsziele können sein:
- Wieder erholt und ohne Unterbrechung schlafen.
- Der Tinnitus stört mich in meinem Alltag nicht mehr.
- Der Tinnitus stört nicht mehr bei meinen Beziehungen und Gesprächen.
- Die Frequenz des Tinnitus ist verändert.
- Die Freude am Leben ist zurückgekehrt.
- Der Tinnitus ist mein Freund und Stressbarometer.
- Ein Leben ohne Tinnitus usw.

Übungsvertragvertrag mit mir selbst

1. Ich übe täglich _____ Minuten.

2. Mein Coach ist _____

3. Wir telefonieren/sprechen am _____

4. Mein Ziel ist_____

Ort, Datum _____

Unterschrift _____

Sie beginnen mit der Lektion 1 – die Grundübungen – und lesen die Übungen durch. Günstig ist, die Übungen dreimal zu lesen und sie dann aus der Erinnerung in Ihr Übungsheft zu schreiben. Üben Sie dann immer aus Ihrem Übungsheft. Nehmen Sie das Buch erst wieder zur Hand, wenn Sie eine neue Lektion erarbei-

!

Lesen Sie jede
Übung dreimal.

ten oder wenn Sie nach einigen Wochen des Übens Fragen zu den Übungen haben.

Wenn Sie das Üben in dieser Weise praktizieren, haben Sie einen ähnlichen Effekt wie die Betroffenen in meinen Kursen. Dort werden die Übungen gezeigt, die Teilnehmer schreiben sie aus der Erinnerung auf und üben dann nach ihren Aufzeichnungen. Das hat den Vorteil, dass sich Fehler einschleichen können.

Tinnitus-Betroffene sind Perfektionsmeister. Das ist so anstrengend, dass sie viel mehr Kraft zum Leben benötigen als die Ungenauen. Wenn Sie lernen, dass Fehler manchmal Neues bedeuten, ist das ein großer Schritt nach vorne.

Jetzt fällt Ihnen natürlich ein, dass Ärzte, Piloten usw. keine Fehler machen dürfen. Das ist richtig. Aber an vielen Stellen sind Fehler immer wieder möglich und auch nicht lebensbedrohlich. Wenn Sie mit Ihren „fehlerhaften" Aufzeichnungen üben, bekommen die Übungen eine persönliche Note.

Durch diese „Fehler" der Kursteilnehmer, die immer wieder nachfragten, hat sich unter anderem die Tinnitus-Atemtherapie weiterentwickelt, weil der „Fehler" oft gerade die Nuance war, um die eine Übung anders als vorgegeben sein musste, damit sie dem jeweiligen Tinnitus-Betroffenen half. Haben Sie also Mut zu Fehlern.

Sie üben die erste Lektion 3 bis 4 Wochen. Falls Sie sich langweilen, können Sie von der nächsten Lektion einige Übungen hinzunehmen.

!

Üben Sie die
erste Lektion 3 bis
4 Wochen.

Erarbeiten Sie durchschnittlich eine Lektion pro Monat. Bei einigen wirken die Übungen sich derart positiv auf den Stress aus, dass der Tinnitus bereits nach 3 bis 5 Monaten verschwunden war. Bei anderen Tinnitus-Betroffenen dauert es länger.

Es ist gut, die Termine zum Erarbeiten der neuen Lektion festzulegen, zum Beispiel jeden ersten Dienstag im Monat, oder es in Handy oder PC einzugeben. Stellen Sie sicher, dass Ihre schriftlichen oder elektronischen Notizen Sie erinnern.

Neue Übungen erarbeiten Sie am besten in Ruhe zu Hause. Wo und wie Sie die Übungen hinterher durchführen, bleibt Ihnen persönlich überlassen. Üben ist überall möglich.

Erarbeiten Sie durchschnittlich eine Lektion pro Monat.

Die tägliche Übungszeit

Die Übungen wurden von mir 1995 für Tinnitus-Betroffene und Menschen mit Ohrgeräuschen entwickelt, und es stellte sich schon im ersten Kurs heraus, dass die Übungen auch bei Hörsturzpatienten und Hyperakusis helfen.

Für Tinnitus-Betroffene ist die minimale Übungszeit 5 bis 15 Minuten täglich. Bei Hörsturz und Hyperakusis müssen Sie täglich mindestens 2 x 30 Minuten üben. Bei einem akuten Hörsturz gehen Sie bitte auch direkt zu einem Arzt. Bei den meisten Tinnitus-Betroffenen umfasst die Übungszeit von 15 Minuten täglich bis zu 3 x 30 Minuten. Es schreiben mir auch immer wieder Leser, dass ihnen bereits 5 Minuten tägliches Üben geholfen hat, wenn sie zusätzlich die Übungen in den Alltag integrierten.

Die Übungen helfen sowohl bei akutem als auch bei chronischem Tinnitus.

Für mich ist Tinnitus ein Stresssymptom. Stress kann zwar immer schlimmer werden, aber nicht chronifizieren, das heißt von vorübergehend zu dauerhaft werden. Wenn Sie Ihr Verhalten ändern, bringen Sie den Stress zum Verschwinden – und genauso ist es mit dem Tinnitus.

Stress und Tinnitus sind keine organischen Störungen, können aber Organschädigungen nach sich ziehen.

Seit 15 Jahren kommen Menschen mit Tinnitus-Beschwerden zu mir, unter denen sie seit zehn bis 20 Jahren oder sogar noch länger leiden. Darunter sind auch Erwachsene, die seit ihrem zehnten Lebensjahr unter Ohrgeräuschen leiden und erst als Erwachsene erkannt haben: „Nicht jeder hat Ohrgeräusche." Sicher ist es so, dass eine 16-Jährige mit drei Monaten Tinnitus in der Regel eher Erfolge mit den Übungen haben wird als ein 50-Jähriger, der seit 40 Jahren Tinnitus hat. Letzten Endes kann man jedoch nicht von einer festen Regel sprechen.

In einem Kurs war ein 70-jähriger Handwerker, der innerhalb von sechs Wochen eine wesentliche Verbesserung seines Schlafens erreichte und nach weiteren sechs Wochen eine Übung fand, mit deren Hilfe er die Lautstärke der Töne mindern konnte.

Tinnitus (von lat. tinnire = klingeln)

Viele Menschen haben schon Ohrgeräusche oder Ohrensausen wahrgenommen, die meistens wieder verschwinden, und als Pfeifen, Rauschen, Zischen oder Summen erlebt werden. Den unterschiedlichsten Geräuschen im Kopf oder in den Ohren ist eins gemein: Bis auf seltene Ausnahmen hört sie nur der Betroffene selbst – es handelt sich um einen subjektiven Tinnitus.

Tinnitus ist ein Symptom und als solches immer auch ein Warnsignal, dass wir uns übernommen haben, im körperlichen oder seelischen Bereich. Nicht das Symptom Tinnitus muss vordringlich behandelt werden, sondern die Ursachen. Deswegen ist die Diagnostik sehr wichtig.

Hörsturz

Der Hörsturz tritt ohne erkennbare Ursache plötzlich als meist einseitige Schallempfindungsstörung auf. Meistens ist der Hörverlust auf ein Ohr beschränkt. Der Hörverlust kann beim Hörsturz von geringgradig bis zur völligen Gehörlosigkeit reichen, er kann alle Frequenzen betreffen oder nur auf wenige Frequenzbereiche begrenzt sein. Häufig ist der Hörsturz von Ohrgeräuschen (Tinnitus) begleitet

Über die genauen Ursachen des Krankheitsbildes Hörsturz existiert noch Unklarheit. Man geht davon aus, dass die Blutversorgung im Innenohr gestört ist. Als Folge davon können die Hörzellen nicht mehr funktionieren. Seelische Ursachen und Stress in Beruf und Familie werden ebenso in Betracht gezogen.

Hyperakusis (von griech. hyper = über, akuo = ich höre)

Unter Hyperakusis versteht man eine krankhafte Empfindlichkeit gegenüber Geräuschen, die normalerweise noch nicht als unangenehm laut empfunden werden, und stellt meist ein Symptom einer anderen Erkrankung dar. Bei erfolgreicher Behandlung der Grunderkrankung wird meist auch die Hyperakusis zurückgehen.

Wichtig: Nicht der Tinnitus ist die Ursache für die Geräuschüberempfindlichkeit, und umgekehrt ist auch nicht die Geräuschüberempfindlichkeit die Ursache für den Tinnitus. Beide Symptome können sich aus der gleichen Schädigung im Hörsystem entwickeln und dann einzeln oder gemeinsam auftreten.

Dann gibt es das Beispiel eines 45-jährigen Mannes, ein seit sechs Monaten Tinnitus-Betroffener mit starker Arbeitsbelastung und familiärem Stress. Trotz konsequentem Üben erlebte er keine Tonveränderung, konnte jedoch mithilfe der Übungen abends seinen Alltagsstress abschütteln und dadurch mit Ruhe und Gelassenheit seinen Feierabend erholsam begehen.

Sie sehen, dass ich Ihnen keine Versprechungen machen kann. Fangen Sie aber trotzdem heute, jetzt gleich, hier und jetzt mit den Übungen an! Üben kann jeder, der meine Sprache versteht und der endlich Entlastung von den Ohrgeräuschen haben will.

Oft erscheinen die Übungen den Menschen zu einfach. Seien Sie bereit zu erleben, dass etwas ganz Einfaches hilft. Einfache, leichte und überall und für jeden durchführbare Übungen sind das Kennzeichen der Tinnitus-Atemtherapie nach Holl.

> **!**
> Kennen Sie das Gefühl, gehetzt zu sein? Keine Sorge, konsequentes Üben hilft.

> **!**
> Beginnen Sie, 5 bis 15 Minuten täglich zu üben.

Selbstmassage – ein wichtiger Teil der Übungen

Eines der Hauptbestandteile der Tinnitus-Atemtherapie sind die sanften Selbstmassagen – mit gutem Grund: In meinem ersten Kurs 1995 wurde sehr schnell sichtbar, dass die Kursteilnehmer am dritten und vierten Abend eine wesentliche Stimmungsverbesserung zeigten. Es wurde im Kurs mehr gelacht, die Gesichter sahen entspannter aus, der Umgang miteinander wurde freundlicher und zugewandter. Im Laufe der Jahre war neben einer Tonabsenkung immer wieder sehr deutlich zu sehen, dass die depressiven Verstimmungen, die den Tinnitus oft begleiteten, mit als Erstes verschwanden.

2002 stieß ich auf die schwedische Forscherin Uvnäs Moberg, die herausgefunden hatte, wie die Berührung der Haut die Produktion von Oxytocin-Ausschüttung anregt. Die entscheidende Rolle spielt dabei ein spezielles Nervengeflecht in der Haut, das

C-taktile oder CT-Netzwerk. Dessen Nervenfasern leiten Signale extrem langsam weiter. In einem Experiment konnte nachgewiesen werden, wie das CT-Netz Berührungssignale nicht an den bewussten Teil des Gehirns sandten, sondern direkt in das Gefühlszentrum und von dort in den Hypothalamus. Ähnlich werden auch Endorphine, körpereigene Schmerzmittel, durch Berührungen frei.

> **!**
>
> Die positive Wirkung von Massagen ist durch viele Studien belegt.

Dies belegt die positive Wirkung von Massagen, die in unzähligen Untersuchungen erforscht wurden. Effekte wie der Steigerung des Immunsystems, Verminderung von Schmerzen, Verbesserung der Gedächtnisleistungen (bei Alzheimer-Betroffenen), Entwicklungsförderung bei Frühgeborenen und Stressreduktion konnten in Studien nachgewiesen werden.

Auslöser für diese biochemische Reaktion ist der Druck auf die Haut; allein mit der Verabreichung von Oxytocin ist der positive Effekt von Massagen nicht zu erzielen.

So wurden massierte Ratten mit Tieren verglichen, denen Oxytocin verabreicht wurde. Beide Gruppen zeigten danach die gleichen Verhaltensweisen. Im Vergleich mit „unbehandelten" konnten die massierten Ratten Schmerzen besser ertragen, waren ruhiger und weniger ängstlich und zeigten in ihrem Verhalten mehr Selbstvertrauen. Blutdruck und Stresshormonspiegel sanken, es wurden mehr Hormone des Verdauungstraktes ausgeschüttet.

> **!**
>
> Vibration, Wärme oder Elektroakupunktur haben ebenfalls eine positive Wirkung auf das Allgemeinbefinden.

Ähnliche Effekte wie durch Massage können auch durch Vibration, Wärme oder Elektroakupunktur erreicht werden. Wichtig ist dabei die „Streichelfrequenz" mit einer Reizhäufigkeit von 40-mal in der Minute. Dies ist die Frequenz, mit der Kinder und Hunde intuitiv gestreichelt werden.

Auch andere wichtige Hormone wie Wachstumshormone und Insulin werden unter dem Eindruck von Berührungen verstärkt freigesetzt. Zu diesem Ergebnis kamen Forscher, die jungen Ratten von ihrer Mutter getrennt hatten. Erst als die Jungtiere mit einem Pinsel gestreichelt wurden, normalisierte sich die Hormonproduktion wieder.

Das Hormon Oxytocin wird im Hypothalamus gebildet und in die Hypophyse (Hirnhangdrüse) geleitet. Dort wird es gespeichert und bei Bedarf in den Blutkreislauf abgegeben.

Oxytocin erfüllt im menschlichen Körper einige wichtige Funktionen: So wirkt es während der Geburt, bei der es Kontraktionen der Gebärmuttermuskulatur auslöst. Beim Stillen bewirkt Oxytocin, dass sich die Milchdrüsen entleeren. Es sorgt bei der Mutter für emotionale Entspannung und unterstützt dadurch den Aufbau einer intensiven Mutter-Kind-Bindung. Das Hormon wirkt unmittelbar auf die Amygdala (Mandelkern), eine Gehirnregion, die für soziale Interaktionen und damit auch für emotionale Bindungen wichtig ist.

Auch in der Paarbindung wird dem Hormon eine große Bedeutung zugeschrieben, nicht zuletzt wegen seiner sexuell stimulierenden Bedeutung.

In den letzten zwölf Jahren wurde die Wirkung des Oxytocins in mehreren Studien ausführlich erforscht und beschrieben. Die Ergebnisse belegen seine große Bedeutung für das menschliche Miteinander.

! Oxytocin ist wichtig für das menschliche Miteinander.

In verschiedenen Experimenten konnte bewiesen werden, dass Menschen von Oxytocin in ihrem Sozialverhalten beeinflusst werden. Neben den positiven Effekten auf die Partnerbindung stärkt es das Vertrauen in andere Menschen. Es hat Auswirkungen darauf, wie gut wir in der Lage sind, die Gemütsverfassung anderer Menschen am Ausdruck der Augen zu erkennen. Außerdem wurde festgestellt, dass unter dem Einfluss von Oxitocyn Angstgefühle gegenüber anderen Menschen vermindert wurden. So ermöglicht die Forschung neue Perspektiven für Menschen, die an Störungen beim Aufbau mitmenschlicher Beziehungen leiden.

Eine wichtige Funktion erfüllt das Hormon, wenn es die Cortisolwerte vermindert, die Stress auslösen. Schon 1995 wurde in den Gruppen und in der Einzelarbeit klar, dass das Zentrum der Tinnitus-Atemtherapie die Selbstmassage war. Besonders Teilnehmer mit dekompensiertem Tinnitus führten die Selbstmassage mit großem Zeiteinsatz durch und hatten oft wesentlich schneller Erfolg als andere Kursteilnehmer mit einem wesentlich weniger belastenden Tinnitus.

TINNITUS-ATEMTHERAPIE – DIE LEKTIONEN

Fangen Sie bei den Übungen immer auf der rechten Seite des Körpers an, denn laut der Lehre des Taoismus geht die Tagesenergie von rechts nach links. Zeit oder Ort für die Lektionen sind variabel. Sie können die Übungen stehend, sitzend, liegend, im Wohnzimmer, im Auto, im Bett, unter der Dusche, im Schwimmbad oder beim Golfen durchführen. Das legen Sie selbst fest. Es ist erstaunlich, an welchen Orten meine Kursteilnehmer schon geübt haben. Also: Fangen wir an!

Lektion 1 – die Grundübungen

Schütteln der Beine

Am Anfang ist es gut, wenn Sie viele Übungen in Bewegung machen, weil durch den Tinnitus und die Ohrgeräusche häufig Stress und Unruhe im Körper gespeichert sind. Am besten beginnen Sie in einem Raum, in dem Sie alleine sind.

Sie stellen sich hin und bewegen einfach nur die Knie.

Die Knie werden nach vorn genommen, indem Sie abwechselnd die Fersen vom Boden heben. Zuerst geht das rechte Knie nach vorn, dann geht das linke Knie nach vorn. So machen Sie die Übung abwechselnd 2 bis 5 Minuten. Schauen Sie nach Möglichkeit nicht auf eine Uhr, sondern machen Sie die Übungen immer nach Gefühl.

Am Anfang führen Sie diese Bewegung der Beine langsam durch. Wenn es Ihnen leicht fällt, die Beine zu schütteln, können Sie etwas schneller werden, und Sie werden bemerken, wie der ganze Körper anfängt zu wackeln. Falls Ihr Körper sehr trainiert ist, kann es Wochen dauern, bis die Muskulatur sich löst und Sie die Bewegung als Lockerung der Muskulatur erleben.

Falls es für Sie schwierig ist, auf einer Stelle zu stehen, machen Sie die Übung in Form von kleinen Trippelschritten. Trippeln Sie ein Stück durch Ihren Raum, spüren Sie, wie sich die Knie bewegen, trippeln Sie wieder ein Stück und nehmen Sie die Bewegung der Knie und Beine wahr.

!

Schütteln löst Stress.

Das Schütteln ist eine natürliche Bewegung, um Stress zu lösen. Tinnitus-Betroffene haben die Neigung, ruhiger zu werden, wenn der Stress zunimmt, und fordern sich mehr, um die Situation zu meistern. Sie erhöhen den Druck für sich.

Die Übungen der Tinnitus-Atemtherapie sind so aufgebaut, dass Sie mit den Füßen beginnen und mit Kopf und Scheitel aufhören.

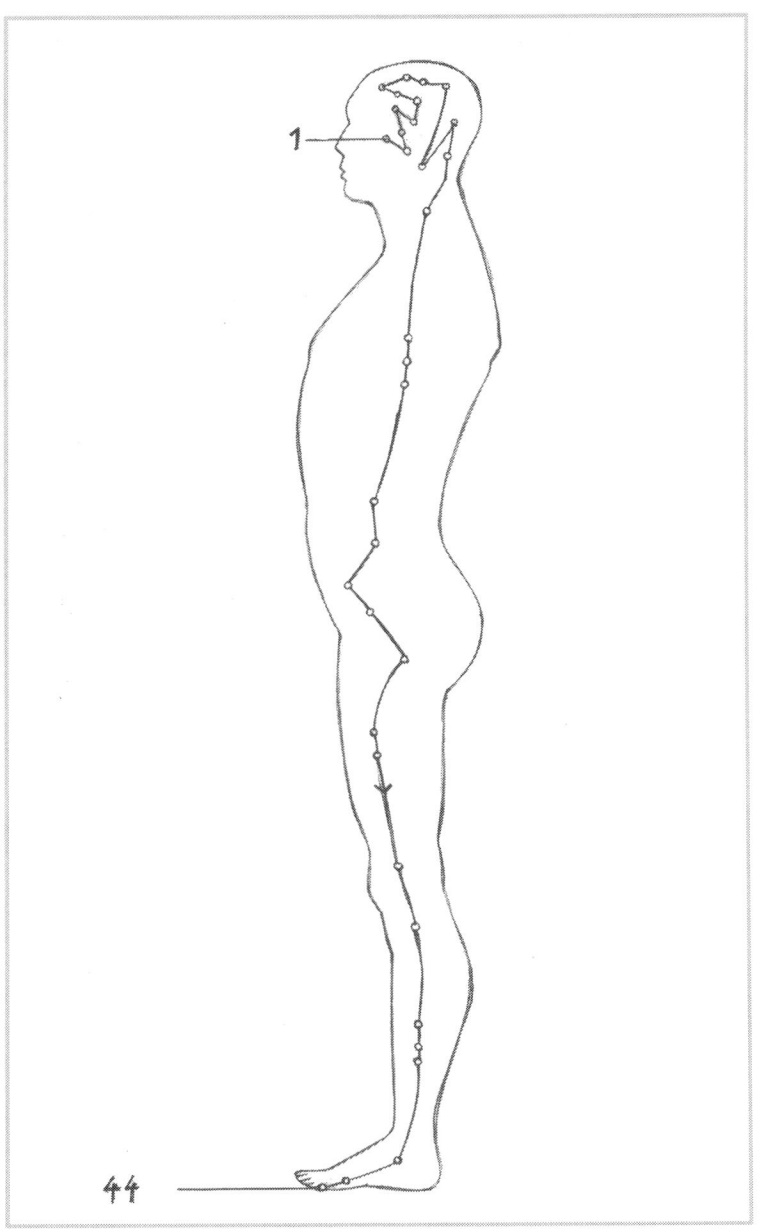

Eine Hauptenergie-
linie, auf der der
Tinnitus oft basiert,
liegt an der Außen-
seite des Körpers und
wird Gallenblasen-
meridian genannt.
Er besteht aus
44 Punkten.

!

Was haben meine
Füße mit dem
Tinnitus zu tun?

Die Übungen, die ich zur Tinnitus-Atemtherapie zusammen-gefügt habe, basieren unter anderem auf dem Meridiansystem der chinesischen Medizin. Eine Hauptenergielinie, auf der der Tinnitus oft basiert, liegt an der Außenseite des Körpers und wird Gallenblasenmeridian genannt. Sie können sich diese Meridiane wie Wasserleitungen vorstellen, die immer den gleichen Weg flie-ßen, die aber keinerlei Hülle oder Gefäß haben. Es gibt also keine Adern oder ein Gefäß, sondern diese Energielinien fließen auf ihren Bahnen frei durch den Körper. Der Gallenblasenmeridian verläuft von den Füßen bis zum Scheitel.

Fußmassage auf dem Fußboden

Setzen Sie sich auf einen bequemen Stuhl.

Bei dieser Meridianübung beginnen Sie damit, den rechten Fuß und die Außenseite des kleinen Zehs auf dem Fußboden zu

Drücken Sie Ihren Fuß
von der Ferse über
den Außenrist bis
zum kleinen Zeh
gegen den Boden.

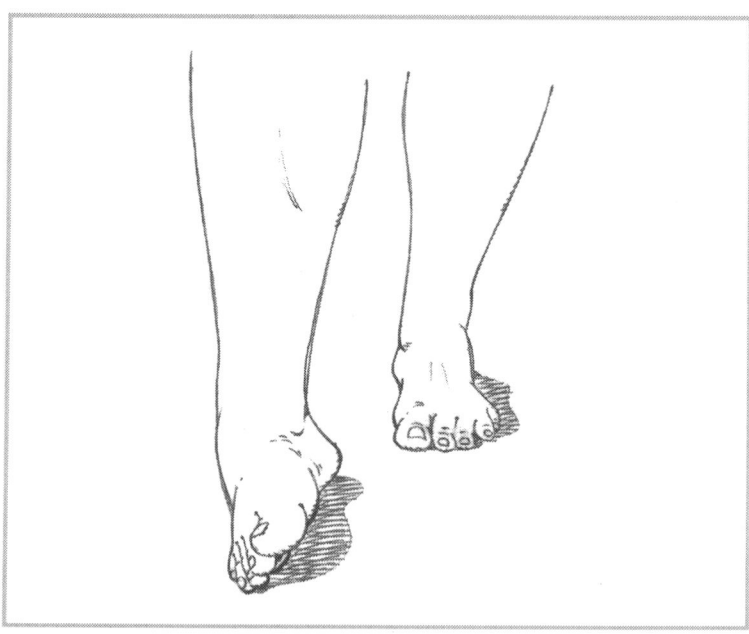

massieren. Massieren Sie den Fuß, indem Sie ihn von der Ferse über den Außenrist bis zum kleinen Zeh gegen den Boden drücken. Günstig für diese Übung ist ein Teppichboden, falls kein Teppichboden vorhanden ist, hilft auch eine Fuß- oder Isomatte als Unterlage.

Massieren Sie die Außenseite mindestens eine Minute lang, aber nur eine „gefühlte Minute", keine Minute, die Sie von der Uhr ablesen und keine Minute, die Sie nachzählen. Einige Tinnitus-Betroffene in den Kursen fingen an, bis 60 zu zählen, und haben mir stolz berichtet, dass dies eine Minute sei. Das ist in diesem Fall nicht günstig, denn es soll eine gefühlte Minute sein.

Gehen Sie anschließend weiter in der Übung und massieren Sie die Ferse mit ein wenig Ausdauer. Für etwa eine Minute wird die Ferse auf dem Fußboden massiert. Danach beginnen Sie, die Innenseite des Fußes zu massieren. Sie massieren gründlich und

> **!** Massieren Sie die Außenseite mindestens eine „gefühlte Minute" lang.

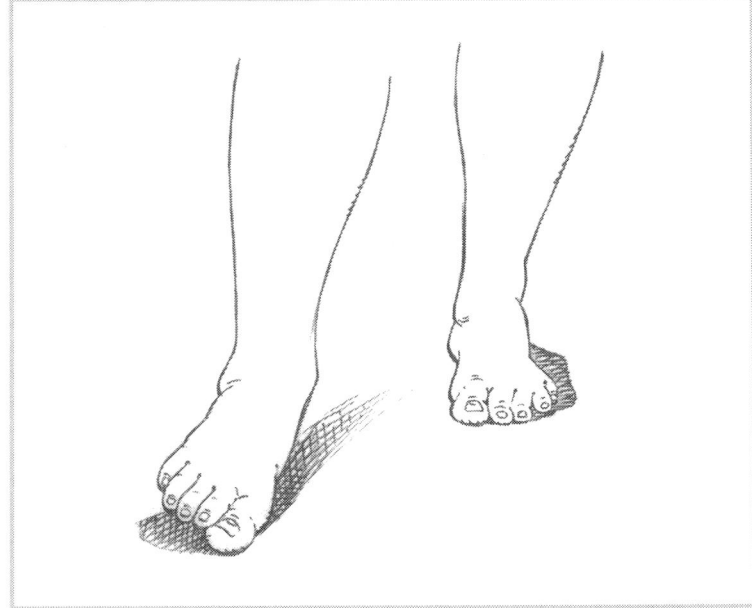

Drücken Sie Ihren Fuß von der Ferse über die Innenseite bis zum kleinen Zeh gegen den Boden.

ausdauernd mindestens eine Minute lang die Innenseite des Fußes von der Ferse bis zum großen Zeh.

Jetzt schütteln Sie den Fuß aus und stellen sich vor, es würden Würfel aus dem Fuß herausfallen.

Was das soll? Bildhafte Vorstellungen aktivieren die rechte Gehirnhälfte und helfen, den rechten und linken Gehirnlappen wieder zu vernetzen, was zu einem Zustand der Entspannung führt. Falls Sie sich Bilder schwer vorstellen können, nehmen Sie einige Spielwürfel, legen sie vor sich auf den Fußboden hin und stellen sich vor, dass diese Würfel nach und nach aus Ihren Füßen an vielen Stellen herausfallen.

Schütteln Sie den Fuß aus und stellen sich vor, es würden Würfel aus dem Fuß herausfallen – bildhafte Vorstellungen führen zu einem Zustand der Entspannung.

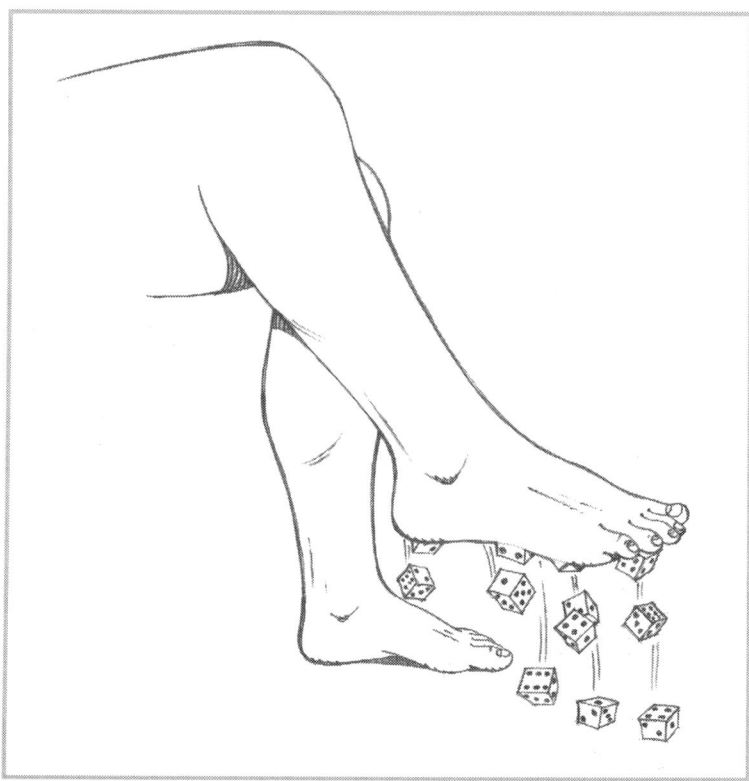

Bevor Sie jetzt mit dem Üben fortfahren, stellen Sie sich ein wenig breitbeinig hin, gehen etwas in Knie und nehmen das Gesäß nach hinten, indem Sie ein leichtes Hohlkreuz machen.

Fühlen Sie in Ihren Körper und spüren Sie, wie sich der rechte und linke Fuß anfühlen. Die Füße können sich exakt gleich anfühlen, es kann aber auch sein, dass die schon massierte Seite sich etwas leichter, kälter oder wärmer, dicker oder dünner, länger oder kürzer anfühlt. Sie merken an der Aufzählung der Eigenschaften, dass alles möglich ist, und vielleicht fühlen Sie auch gar keinen Unterschied. Das ist alles in Ordnung.

Nun fahren Sie mit der Massage der Zehen fort. Massieren Sie die Zehen des rechten Fußes auf den Fußboden, indem Sie die Ferse vom Boden abheben und die Zehen so aufstellen, als hätten Sie einen Stöckelschuh an. Jetzt massieren Sie den Zehenballen und die Zehen auf den Fußboden.

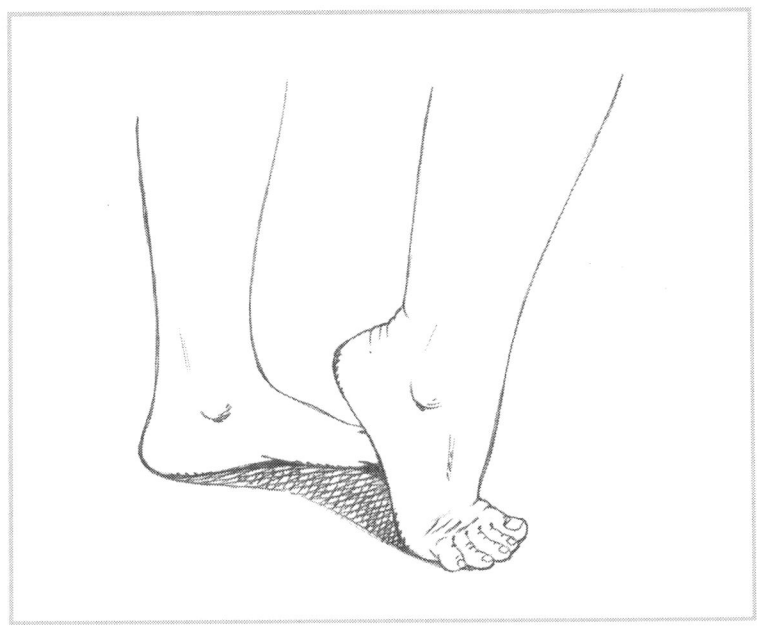

Heben Sie die Ferse vom Boden ab und stellen Sie sie so auf, als hätten Sie einen Stöckelschuh an.

Falls Sie schon älter sind, müssen Sie mit dieser Übung vorsichtig sein oder können sie unter Umständen gar nicht durchführen, weil der ältere Mensch manchmal dazu neigt, bei dieser Zehenmassage Krämpfe zu bekommen. Sie können diese Übung ganz sanft durchführen, damit es nicht zu Krämpfen kommt, oder ganz weglassen – es kommen noch andere Übungen für die gleiche Körperregion.

Wenn Sie eine Zeit lang die Zehen massiert haben, knicken Sie die Zehen um und massieren die Oberseite der Zehen auf dem Fußboden.

In der Fußreflexzonenmassage entsprechen der ganze Zehenbereich und der Fußballen unserem Nacken und Kopf. Das heißt, falls Sie gravierende Verspannungen im Nacken haben, was bei Ohrgeräuschen öfter der Fall ist, massieren Sie so indirekt Ihren Nacken und Kopf und lindern damit die Nackenverspannungen.

Knicken Sie die Zehen um und massieren Sie die Oberseite der Zehen auf dem Fußboden.

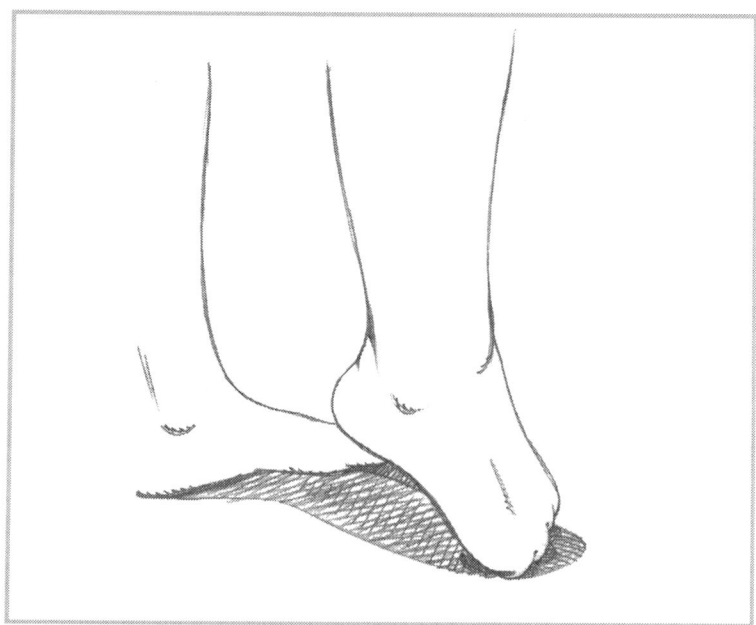

Fußreflexzonen
Am Fuß gibt es wie beim Ohr Reflexzonen, die mit entfernten Körperteilen oder Organen verbunden sind – die sogenannten Fußreflexzonen –, sodass unsere Füße wie eine Landkarte des Körpers sind. Ist ein Organ oder Körperteil krank oder gefährdet, schmerzt der entsprechende Punkt auf der Fußsohle – manchmal erst auf Druck, häufig auch ohne. Als grobe Einteilung gilt: Die Zehen spiegeln den Kopf und Hals wider, der Mittelfuß den Brustraum, Knöchel und Fersen den Bauch und das Becken. Die Wirbelsäule verläuft entlang der Innenseite beider Füße.

Vorbeugend oder bei akuten Beschwerden können die Fußsohlen sanft massiert werden.

Jetzt schütteln Sie bitte wieder den Fuß aus und lassen einige Würfel herausfallen.

Nach der Zehenmassage stellen Sie sich noch einmal etwas breitbeinig auf beide Füße hin, gehen leicht in die Knie, nehmen das Gesäß etwas nach hinten und versuchen wahrzunehmen, ob Ihre Füße kalt oder warm sind. Spüren Sie auch, ob Ihre Füße schwitzen oder trocken sind. Es ist gut möglich, dass durch die Übungen der Fuß zu schwitzen beginnt. Das ist ein gutes Zeichen, weil sich durch die Übung die Verspannungen der Haut lösen und so die Haut besser transpirieren kann.

Nach einer kleinen Pause beginnen Sie damit, auch den linken Fuß von der Außenseite des kleinen Zehs bis zu der Ferse auf dem Fußboden massieren. Es folgen die linke Ferse und die Innenseite des linken Fußes bis zum dicken Zeh. Anschließend schütteln Sie auch den linken Fuß mit der Vorstellung, dass Würfel aus ihm herausfallen.

Danach stellen Sie sich wieder etwas breitbeinig mit gebeugten Knien hin. Ihr Gesäß schieben Sie leicht nach hinten, indem

!

Wenn Sie von der Übung gelangweilt sind, können Sie sie bei Musik oder beim Fernsehen durchführen.

!

Fühlen ist wichtig.

Sie ein leichtes Hohlkreuz machen. Spüren Sie, wie sich die Füße anfühlen.

Danach heben Sie die linke Ferse vom Boden und stellen die Zehen wie bei einem Stöckelschuh auf den Boden. Dann massieren Sie Fußballen und Zehen auf dem Fußboden. Zum Abschluss der Fußmassage knicken Sie die linken Zehen um und massieren ihre Oberseite auf dem Boden.

Nun noch den linken Fuß ausschütteln und Würfel herausfallen lassen.

Wenn Sie die Übung mit beiden Füßen durchgeführt haben, stellen Sie sich wieder hin und spüren Sie nach. Wie fühlen sich die beiden Füße an? Sind sie gleich warm, gleich lang, gleich kurz oder gleich dick? Einfach nachspüren und bemerken, wie sich Ihre Füße anfühlen. Haben Sie das Empfinden, dass Sie flacher auf dem Boden stehen?

Während dieser Übungen kann es Ihnen passieren, dass Sie ausgiebig gähnen müssen oder Ihnen viel Speichel im Mund zusammenläuft. Oder Sie müssen immer wieder schlucken. Es kann auch vorkommen, dass die Augen anfangen zu tränen oder die Nase zu laufen beginnt.

Das sind alles durchaus wünschenswerte Effekte, weil die Schleimhäute stärker bewässert werden und mehr Schadstoffe aus dem Körper ausschwemmen. Es kann durch diese Übungen auch passieren, dass Wasser und Sekret aus der Nase fließen und somit eine Regeneration der Nasenschleimhaut und der Nebenhöhlen beginnt.

Nachdem Sie die Fußübung und Fußmassage durchgeführt haben, setzen Sie sich einige Minuten hin und fühlen Ihren Körper.

Fußmassage mit der Hand

Nach dem gedanklichen Einspüren nehmen Sie Ihren rechten Fuß hoch und legen ihn auf Ihr linkes Bein. Sie beginnen nun von den Zehen her den rechten Fuß zu massieren. Sie nehmen den kleinen Zeh in die Hand, massieren ihn vorsichtig und zärtlich, bewegen ihn leicht und stellen sich dabei vor, dass der Zeh langsam, aber sicher länger gezogen wird.

Wenn Sie den kleinen Zeh massiert haben, schütteln Sie bitte die Hände aus. Es kann sein, dass sie sich danach durch diese ungewohnte Tätigkeit angestrengt oder schwer anfühlen. Lassen Sie wie aus den Füßen Würfel aus den Händen herausfallen.

Nehmen Sie danach die zweite kleine Zehe des rechten Fußes und massieren Sie diesen Zeh in aller Ruhe, von unten, von oben, ein bisschen auch vom Fußballen her und ziehen ihn wieder in der Vorstellung in die Länge. Dann folgt der Mittelzeh des rechten Fußes. Massieren Sie auch ihn, bewegen ihn leicht, ziehen ihn wieder lang. Und schütteln Sie am Ende die Hände aus.

Dann kommt die zweite große Zehe. Sie wird genauso liebevoll massiert und lang gezogen, und am Ende fallen wieder Würfel aus Ihren Händen, wenn Sie diese ausschütteln. Nehmen Sie wahr, ob Sie die Zehen von Ihrem rechten Fuß mehr fühlen als die des linken Fußes.

Nun massieren Sie den großen Zeh. Der große Zeh hängt laut der Lehre der Reflexzonen mit dem Kopf und somit mit dem Denken zusammen.

Generell können alle Zehen so angespannt sein, dass bei der Zehenmassage zu Anfang alle Zehen schmerzen. Massieren Sie dann vorsichtig und streicheln Sie Ihre Zehen mehr, als dass Sie sie massieren.

Nachdem Sie den großen Zeh massiert haben, schütteln Sie die Hände gut aus. Nehmen Sie den Fuß in beide Hände. Unter den rechten Fuß kommt die linke Hand, über den Fuß kommt die rechte Hand. Sie streichen jetzt über den ganzen Fuß und bemer-

!

Diese Zehenmassage wirkt sehr entspannend auf Kopf, Kopfhaut und Stirn.

!

Fühlen sich Ihre
Füße unterschied-
lich an?

ken, wie sich Ihr Fuß anfühlt. Danach machen Sie mit den Zeigefingern auf dem Fußrücken kleine kreisende Bewegungen und
stellen sich vor, Ihr Ausatem würde über den Fuß und über die
Zehen entlanglaufen, wie ein Wind.

Nach einigen Atemzügen stellen Sie beide Füße nebeneinander und fühlen. Wie fühlt sich mein massierter Fuß an? Wie fühlt
sich mein nicht massierter Fuß an?

Anschließend massieren Sie den zweiten Fuß auf die gleiche
Art und Weise. Sie nehmen den linken Fuß hoch und massieren
den kleinen Zeh, bewegen ihn leicht und stellen sich vor, dass Sie
ihn lang ziehen. Danach massieren Sie alle Zehen der Reihe nach
und verlängern sie in der Vorstellung, bis Sie an der linken großen Zehe angekommen sind. Bitte schütteln Sie nach jeder Zehe
die Hände in der oben beschriebenen Weise aus und lassen Sie
Würfel aus ihnen herausfallen.

Legen Sie nun die rechte Hand unter den linken Fuß und massieren Sie mit den Fingern der linken Hand in kleinen kreisenden
Bewegungen den Fußrücken, mit der Vorstellung, der Ausatem
würde zu den Zehen hinausfließen wie ein Wind.

Sie schütteln wieder Würfel aus den Händen und massieren
die Fußsohle von unten mit kleinen kreisenden Bewegungen,
von der Ferse zu den Zehen. Noch einmal schütteln Sie die Hände aus, stellen danach beide Füße auf den Boden und fühlen in
sie hinein. Wie fühlen sich meine Beine und Füße an?

Möglicherweise bemerken Sie Unterschiede, möglicherweise
fühlen sich die Füße exakt gleich an, beides ist in Ordnung.

Vorstellungsübungen für die Füße

Setzen Sie sich auf einen Stuhl oder in einen Sessel. Wenn Sie sich
ein wenig ausgeruht haben, stellen Sie Ihre beiden schon massierten Füße nebeneinander und fühlen – nur innerlich – in den
rechten Fuß hinein. Sie spüren in den Fuß hinein und machen
im Inneren des Fußes in der Vorstellung kleine kreisende Bewe-

gungen. Sie können sich, wenn es Ihnen möglich ist, diese kleinen kreisenden Bewegungen auch zwischen Haut und Muskulatur vorstellen.

Das ist eine äußerst entspannende Methode und ich benutze
sie seit Jahren, wenn ich nicht einschlafen kann. Dann liege ich
in meinem Bett und kreise in meiner Vorstellung mit kleinen Bewegungen über meine Achillessehne, meine Ferse, über meinen
Innenfuß, über den Außenfuß, über die Zehen und lasse dann
anschließend den Ausatem ganz lang über die Zehen fließen.

Machen Sie das Gleiche im Sessel sitzend, vielleicht schließen
Sie die Augen und machen kleine kreisende Bewegungen erst einmal über und unter dem rechten Fuß und danach zwischen den
rechten Zehen. Während Sie das tun, stellen Sie sich hin und
wieder vor, der Ausatem würde über die Füße fließen und Ihre
Füße und Zehen wären viel länger, als sie in Wirklichkeit sind,
eigentlich so etwas wie Struwwelpeter-Zehen. Sie atmen einfach
darüber aus.

Nach einiger Zeit ist der linke Fuß an der Reihe, und Sie machen die kleinen kreisenden Bewegungen im Inneren des Fußes.
Sie fangen an der Ferse an, gehen unter dem Fuß entlang, gehen
unter den Zehen entlang und dann, als wären die Zehen noch
länger, gehen Sie in Ihrer Vorstellung noch ein Stück über den
Teppichboden.

Sie machen nun in der Vorstellung kleine kreisende Bewegungen im linken Fuß zwischen Haut und Fußrücken, Haut und
Zehengrundgelenken und der Haut und den Zehenspitzen. Sie
untersuchen jeden Zeh, Sie fangen beim großen Zeh an, gehen
zwischen den Knöchelchen entlang und atmen dann lang über
die Zehen aus.

Wenn Sie das mit einer gewissen Intensität eine Zeit lang machen, beginnt der ganze Körper, wärmer zu werden. Er kann aber
auch, wenn Sie extrem verspannt sind, kälter werden. Dann ist es
sehr gut, sich bei dieser Übung unter eine Decke zu setzen.

> **!**
>
> Durch Vorstellungs
> übungen können
> Sie sich besser
> entspannen.

!

Innere Vorstel-
lungsübungen
können Sie in den
Alltag integrieren.

!

Mut und Fantasie
können Ihnen
helfen.

Ansonsten kann man diese Zehenmassage im Inneren, die ja nur in der Vorstellung gemacht wird, auch 5 Minuten in der Kantine praktizieren, in einem Stau im Auto oder unter seinem Schreibtisch, weil diese Übung niemand sieht. Sie können auch unter Ihrem Schreibtisch die Schuhe ausziehen und die Füße kneten. Wenn das jedoch nicht gut möglich ist, nimmt man diese Übung, denn man kann sie in jeder Wartesituation durchführen.

Oft fallen Ihnen die Bewegungs- und Massageübungen sehr einfach, aber die taoistischen Selbstheilungsübungen, die vor 4500 Jahren in China schon aufgeschrieben wurden, sind Ihnen eventuell am Anfang etwas fremd. Es ist verständlich, diese Übungen merkwürdig und sonderbar zu finden, aber letzten Endes verlangen sie von Ihnen nur Fantasie und etwas Mut.

Ausatmen mit der Handschale

Sie legen die linke Hand unten auf das Schambein, nehmen die rechte Hand und halten sie wie eine Schale vor Ihren Mund. Sie atmen ein und stellen sich vor, Ihr Ausatem würde in Ihre rechte Hand hineinsinken und wäre so schwer, dass er langsam die Hand in Richtung Fuß und Zehen nach unten drückt. In Ihrer Vorstellung geht der Atem nach unten, während Sie die Hand beim Ausatmen vom Mund am Oberkörper entlang zum Becken führen. In der Vorstellung fließt Ihr Ausatem am Oberschenkel, am Knie, am Unterschenkel, am Fuß entlang weiter nach unten. Sie achten bei dieser Übung immer nur auf den Ausatem – nicht auf den Einatem.

Oft haben wir ein so geringes Atemvolumen, dass die Bewegung der Hand drei oder vier Atemzüge notwendig macht, bis unsere Vorstellung die Füße erreicht. Falls das so ist, atmen Sie immer wieder an der Stelle ein, wo der Ausatem zu Ende war, sei es am Bauchnabel oder am Knie, und lassen mit dem nächsten Atemzug den Ausatem weiter heruntersinken.

!

Verlängertes
Ausatmen erhöht
Ihr Atemvolumen.

Das Ausatmen mit der Handschale hat eine stark beruhigende Wirkung. Wenn wir sehr aufgedreht sind oder unruhig aus unserer Arbeit oder unserem Haushalt kommen, können wir damit unsere Energie wieder zur Erde bringen und uns beruhigen.

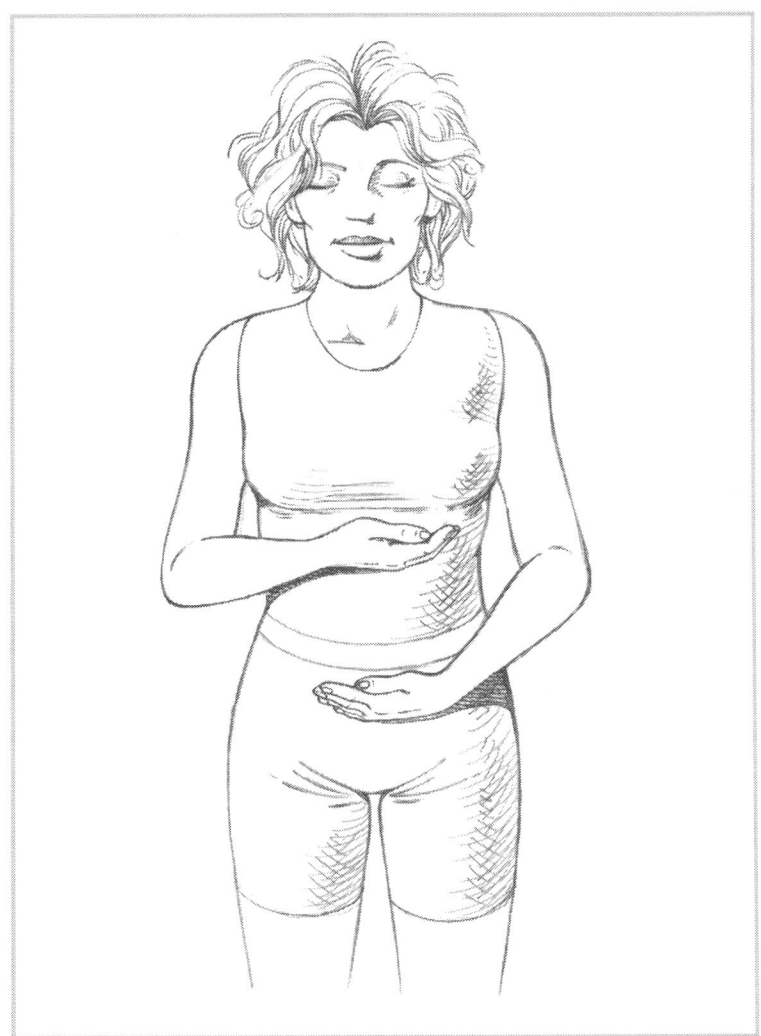

Führen Sie die Hand beim Ausatmen vom Mund am Oberkörper entlang zum Becken.

Legen Sie die linke Hand auf den Unterbauch, formen Sie wieder mit der rechten Hand die Handschale und halten sie vor den Mund und lassen Sie Ihren Ausatem mit der Handschale an Ihrem Oberkörper, an Ihrem Becken, an Ihren Oberschenkeln, Knien und Beinen vorbei zu den Füßen und Zehen hinausfließen.

Übung bei Schlafstörung

Eine erste Übung bei Schlafstörungen besteht darin, dass man dieses Ausatmen mit der Handschale ohne die Handschale macht. Die Hände liegen beide auf dem Unterleib. Sie atmen über den Körper hin nach unten aus und lassen den Ausatem noch weiter über das Bett fließen, über den Fußboden und vielleicht zur Tür hinaus.

Wenn Sie einige Zeit so atmen und Ihre Schlafstörungen nicht durch gravierende Traumata entstanden sind, dann kann es sein, das diese Einschlaf- und Durchschlafstörungen sehr schnell verschwinden.

An dieser Stelle vielen Dank für Ihren Mut und Ihre Verpflichtung, wirklich fünf Minuten täglich zu üben.

Lektion 2 – Massageübungen

Klopfen des Gallenblasenmeridians

Sie haben jetzt 3 bis 4 Wochen lang die erste Übung durchgeführt. Das Wichtigste ist das regelmäßige tägliche Üben und die Übungen in den Alltag zu integrieren. Sie beginnen damit, die gewohnte Übung aus Ihrer Lektion 1 durchzuführen und erarbeiten dann die nächste Übung, die mit dem Bein und dem Gallenblasenmeridian zusammenhängt.

Der Gallenblasenmeridian (siehe Seite 21) befindet sich auf den Außenseiten des Körpers und läuft von den Ohren über die Außenseite des Rumpfes zum Becken, zu den Außenseiten der Beine und zum zweiten kleinen Zeh. Stellen Sie sich vor, dass der Tinnitus durch eine Überladung beziehungsweise durch zu viel Spannung in Kopf, Nacken oder Brustbereich, manchmal auch im Beckenbereich hervorgerufen wird. Daher ist die Erdung nach unten immer wichtig.

> **!**
> Erdung des Körpers zu den Füßen hin ist wichtig.

Setzen Sie sich wieder in einen ruhigen Raum und erarbeiten Sie die zweite Übung. Diese Übung können Sie gut im Sitzen durchführen.

Sie beginnen damit, dass Sie auf der rechten Seite von der Hüfte her die Außenseite des Oberschenkels entlangklopfen. Nehmen Sie dazu die Fingerspitzen und klopfen immer wieder von oben nach unten, vom Hüftgelenk bis zum Knie.

> **!**
> Klopfen erhöht die Körperwahrnehmung.

Wenn Sie das ungefähr 10-mal durchgeführt haben, gehen Sie weiter nach unten und klopfen vom Knie bis zur Außenseite des Fußknöchels.

Sollte Ihre Hand schwer werden, schütteln Sie wie in der ersten Übung aus der Hand Würfel aus. Als Alternative zum Ausschütteln der Würfel können Sie Bälle ausschütteln. Falls Sie sich auch Bälle nicht vorstellen können, legen Sie sich mehrere kleine Bälle oder Kugeln oder Murmeln auf den Boden und stellen Sie sich vor, dass diese einzeln aus jedem Finger heraus-fallen.

Klopfen Sie auch 10-mal vom Knie bis zum Fußgelenk herunter. Dann nehmen Sie den rechten Fuß hoch und klopfen vom Fußgelenk bis zum kleinen Zeh. Möglicherweise fühlt sich das Bein kühler, leichter, schwerer, dicker oder dünner an; alles ist richtig.

Wenn Sie 10-mal geklopft haben, streichen Sie mit der rechten Hand von der Hüfte herab bis zum kleinen Zeh. Danach stellen Sie beide Füße auf den Boden und spüren, wie sich das rechte Bein anfühlt. Möglicherweise sind beide Seiten exakt gleich, möglicherweise fühlen sich die Seiten unterschiedlich an. Es kann auch passieren, dass die Haut oder die Füße zu schwitzen beginnen. Jedes Schwitzen oder Transpirieren ist erlaubt und erwünscht, da durch das Schwitzen Schlacken und Schadstoffe aus dem Körper nach außen getragen werden – also ein regenerierender Prozess.

!

Schwitzen ist wichtig und erlaubt.

Nachdem Sie die rechte Körperseite von der Hüfte her durchgeklopft haben, stellen Sie sich hin und schütteln den Körper auf die gleiche Art und Weise wie in der Lektion 1: Es werden die Knie abwechselnd nach vorn und nach hinten bewegt, und der rechte und der linke Fuß werden ausgeschüttelt (siehe Seite 20).

Setzen Sie sich wieder hin und spüren Sie: Wie fühlt sich mein Körper an? Sie können sich auch schriftliche Notizen machen, wie es sich angefühlt hat. Das Wichtigste bei den Übungen ist, dass Sie vom Denken in das Fühlen kommen, und das erste Fühlen ist immer die Kälte oder Wärme des Körpers.

Nach dem Spüren halten Sie die rechte Hand vor Ihren Mund und legen die linke Hand auf Ihren Unterbauch. Sie praktizieren das Ausatmen mit der Handschale. Das verstärkt das Fließen der Körperenergie, des *Chis*, nach unten.

Die Körperenergie
Im Sprachgebrauch gibt es unterschiedliche Bezeichnungen für den Begriff der Körperenergie, dennoch beschreiben sie dasselbe: *Chi* (China), *Qi* (Japan), *Prana* (Indien), *Lung* (Tibet). Neben dem Knochen-, Blut-, Nerven-, Muskel- und Lymphsystem gibt es auch ein Meridiansystem, durch das die Körperenergie fließt.

Atmen Sie mit der Handschale zwischen 5- und 10-mal. Danach gibt es wieder eine Pause, eine Möglichkeit, etwas zu trinken.

Massage der Körperaußenseite

Anschließend bearbeiten Sie weiter die rechte Körperaußenseite mit kleinen, kreisenden und massierenden Bewegungen. Sie fangen an der Hüfte an und lassen die ganze Hand auf Ihrer Hüfte und der Außenseite Ihres Oberschenkels langsam nach unten bis zum Knie herunterkreisen.

!

Manchmal kribbelt der Kopf, wenn Sie Ihre Hüfte massieren.

Fühlen Sie, wie sich der Stoff oder auch die nackte Haut anfühlt. Manche Punkte, die Sie jetzt massieren, haben einen direkten Kontakt mit den Ohren oder der Schädeldecke. Dann wird vielleicht die Schädeldecke ein wenig fühlbarer oder die Knochen des Hinterkopfes können leicht knacken. Lassen Sie sich dadurch nicht irritieren. Dieses Knacken ist kein neuer Tinnitus. Die einzelnen Knochen Ihres Kopfes sind mit Nähten verbunden. Wenn diese Nähte sich entspannen, kann es vorkommen, dass man ein leichtes Knirschen hört.

Während der Massage schütteln Sie bitte hin und wieder die Hand aus. Sie massieren ungefähr 3- bis 5-mal immer von der Hüfte nach unten bis zum Knie in kreisenden Bewegungen.

!

Falls die Muskulatur stark verspannt ist, massieren Sie bitte nicht zu fest.

Kniemassage

Danach bleiben Sie mit der Hand an der Außenseite vom Knie und massieren jetzt nur die Außenseite des Knies, ganz liebevoll, nicht zu fest. Vor allem, wenn die Muskulatur stark verspannt ist, massieren Sie eher zärtlich.

Schütteln Sie immer wieder aus den Händen Würfeln oder Bälle aus, die Bälle können auch bunt sein oder einfarbig, ganz wie Sie wünschen.

Spüren Sie wieder hin: Wie fühlt sich die eine Seite an, wie die andere Seite?

Wenn Sie gar nichts fühlen, kann ich Sie trösten, denn es gibt auch Übungen für Nichtfühler (siehe Seite 111). 80 Prozent der Tinnitus-Betroffenen fühlen nach spätestens sechs Wochen die Unterschiede durch die Massage.

Nachdem Sie am Knie liebevoll massiert haben, beginnt die Massage von der Knieaußenseite bis zur Knöchelaußenseite herunter. Die Außenseite des Knöchels hängt stark mit dem Kiefergelenk zusammen, und jedes Gelenk der Außenseite ist eine Reflexzone zu Ihrem Kiefergelenk. Das Kiefergelenk ist oft sehr verspannt.

Entspannung des Kiefergelenks

Es gibt Leute, die gern nur eine Übung allein machen, andere machen lieber drei Übungen zusammen. Sie können zum Beispiel diese Massageübung und die Übung mit dem „doofen Blick" gemeinsam machen. Der „doofe Blick" ist eine Übung, die die Nacken- und Kiefermuskulatur gravierend entspannt. Für diese Übung legen Sie Ihre Zunge locker auf die unteren Zähne, sodass ein Spalt zwischen den Lippen entsteht. Die Lippen sind leicht offen und die Zunge liegt ein wenig außerhalb der Lippen. Wenn Sie jetzt in den Spiegel schauen, sehen Sie, dass es richtig doof aussieht. Diese Übung ist übrigens seit vielen Jahren eine Lieblingsübung meiner Kursteilnehmer. Meistens wird sie nicht gern öffentlich praktiziert, aber im privaten Raum ist sie, ohne sich lächerlich zu machen, gut durchzuführen.

Lassen Sie die Zunge auf den unteren Zähnen liegen und gehen mit den langsam kreisenden Bewegungen von Ihrem Knöchel am Außenrist des Fußes entlang.

Fühlen Sie: Ist der Fuß warm oder kalt, sind die Hände warm, sind sie kalt?

!

Lassen Sie Ihr Gesicht entgleisen!

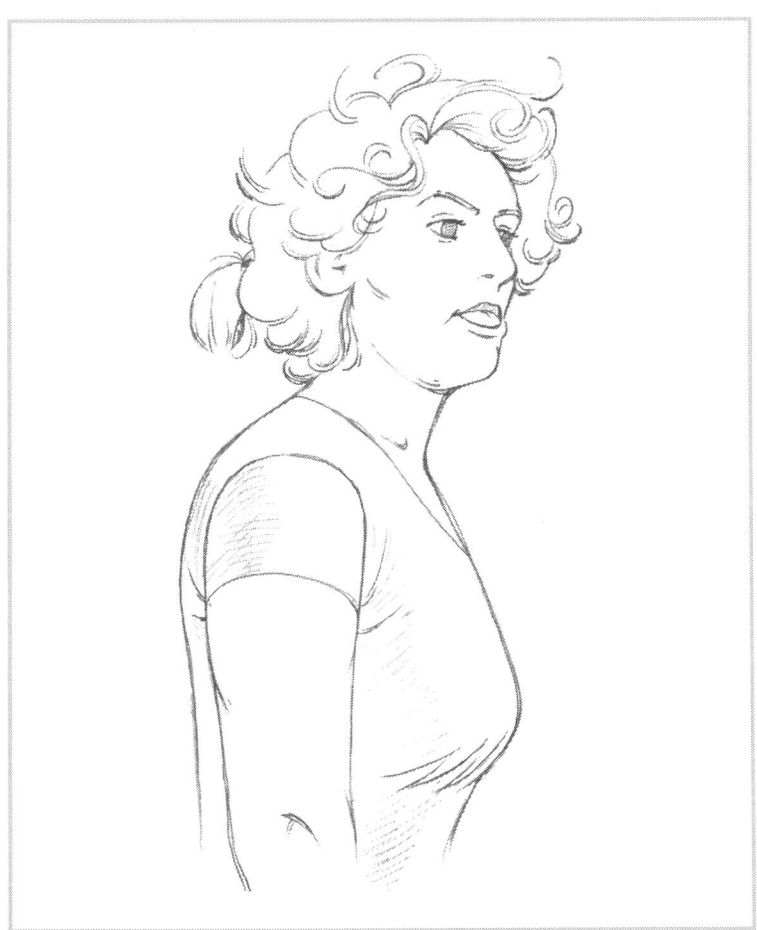

Der „doofe Blick" ist eine Übung, die die Nacken- und Kiefermuskulatur gravierend entspannt.

> **!**
>
> Manchmal sind die Vorstellungs-übungen gewöhnungsbedürftig.

Verlängerung der Zehen

Jetzt kombinieren Sie die Massage mit dem Verlängern der Zehen. Wenn Sie am Außenrist entlanggegangen sind, stellen Sie sich vor, dass Sie imaginär mit Ihrer rechten Hand alle Zehen lang ziehen.

Es kann passieren, dass es sich anfühlt, als würde die Fußsohle nach unten sinken. Das soll auch so sein, denn die Verlängerung der Zehen und das Sinken der Fußsohle nach unten erhöht das Empfinden der Entspannung.

Viele Tinnitus-Betroffene haben verkrampfte Zehen, sodass die Zehen gar nicht glatt aufliegen. Stattdessen sind sie gekrümmt.

Spüren der Fußsohlen

Eine schöne Übung für den nicht entspannten Fuß ist, die Fußsohle zu spüren und kleine und dünne Pfahlwurzeln von der Fußsohle nach unten wachsen zu lassen, am besten in der Farbe Orange. Diese kleinen Pfahlwurzeln sind so etwas wie frische junge Möhren, die nach unten wachsen. Am Anfang sind sie 5 cm lang gewachsen, später werden es 20 cm, irgendwann können es 40 cm sein. Die Wurzeln können aber auch quer durch die Weltkugel bis nach Australien reichen. Kinder haben keine Schwierigkeiten damit, sich das vorzustellen. Es kann sein, dass Ihre Füße durch diese Übung nach wenigen Minuten so entspannt sind wie noch nie.

> **!**
>
> Wurzeln an den Füßen entspannen den ganzen Körper.

Schütteln Sie wieder die Hände aus, schütteln Sie Würfel oder Bälle hinaus und atmen Sie nochmals mit der Handschale aus. Es ist ganz normal, wenn Sie den „doofen Blick" immer wieder verlieren. Sobald Sie das bemerken, legen Sie wieder die Zunge auf die unteren Zähne, damit der Unterkiefer entspannt wird. Anschließend dürfen Sie das Ausatmen mit der Handschale über die rechte Körperseite genießen.

> **!**
>
> Andauerndes Gähnen ist normal.

Möglicherweise beginnen jetzt schon die Augen zu tränen, oder Sie beginnen, stark zu gähnen. All das ist erwünscht.

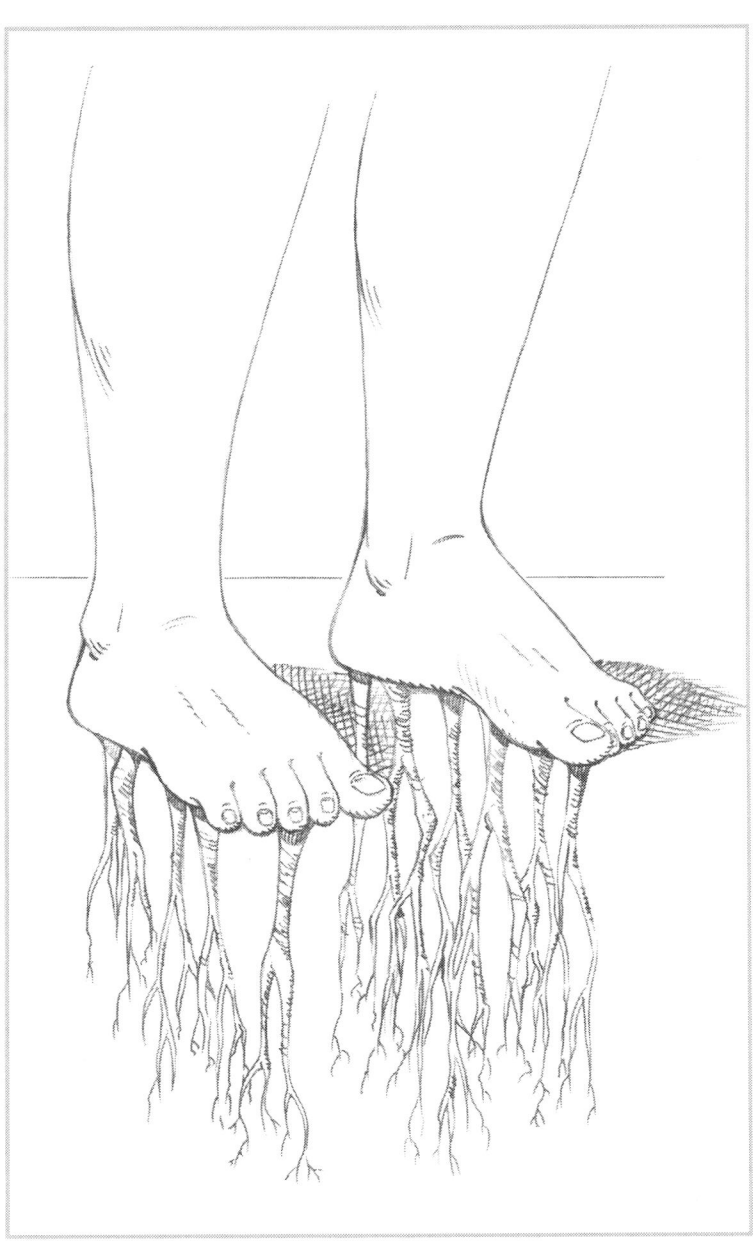

Spüren Sie die Fußsohle und lassen Sie kleine und dünne Pfahlwurzeln von der Fußsohle nach unten wachsen.

Eine typische Übung für den Alltag ist, dass Sie – wo immer Sie auch sind – zuerst auf der rechten Seite die Fußwurzeln wachsen lassen und anschließend die linken Fußwurzeln bilden. Wenn Sie die Übung beherrschen, lassen Sie die Wurzeln auf beiden Seiten gleichzeitig wachsen.

Wenn man sich länger mit diesen Vorstellungsübungen beschäftigt hat, muss man sie nur „andenken", um die Wurzeln wachsen zu lassen. Man kann es sogar fühlen. Am Anfang ist es unvorstellbar, aber später wird es ganz einfach. Der wunderschöne Nebeneffekt bei diesen Übungen ist, dass immer beide Gehirnhälften aktiviert werden, was zusätzlich zu einer Entspannung des oft sehr überlasteten Denkapparates führt.

Diese Wurzeln können Sie immer und an jedem Ort in der Vorstellung wachsen lassen, und Sie werden auf Dauer feststellen, wie entspannend diese Übung wirkt.

Setzten Sie sich wieder hin und spüren Sie: Wie fühlt sich meine rechte Seite an, wie meine linke?

Wenn Sie diese Übungen durchführen und unter Schwindel leiden, dürfen Sie nicht zu lange auf einer Seite arbeiten, dann müssen Sie die Seiten immer wieder wechseln.

Nach dieser Phase des Hineinfühlens beginnen Sie mit der anderen Körperaußenseite. Klopfen Sie die linke Körperaußenseite etwa 10-mal von der Hüfte über die Oberschenkel bis zum Knie aus. Zwischendurch schütteln Sie immer wieder die Würfel oder Bälle aus der Hand. Danach folgt der Bereich vom Knie über die Außenseite des linken Beins hinunter bis zu Ihrem linken Knöchel.

Nehmen Sie jetzt den linken Fuß hoch und klopfen Sie vom Knöchel über den Außenrist bis zum kleinen Zeh und verlängern den Zeh in der Vorstellung. Anschließend streichen Sie von der Hüfte bis zum kleinen Zeh die linke Körperaußenseite herunter.

Schütteln Sie wieder die Hand aus und spüren Sie in der bekannten Weise, wie Bein und Fuß sich anfühlen. Atmen Sie mit der Übung des Ausatmens mit der Handschale bis zu den Zehen aus. Danach machen Sie eine kurze Pause und trinken eventuell etwas.

Massage der Beine

Jetzt folgt das Massieren in kreisenden Bewegungen von der linken Hüfte bis zum Knie. Das machen Sie etwa 3- bis 4-mal. Danach bitte sanft die Knieaußenseite in kleinen Kreisen massieren. Falls Sie bemerken, dass die Hand schwer wird, bitte wieder Würfel oder Bälle ausschütteln.

Nun von der Knieaußenseite weiter bis zum Knöchel kreisend massieren. Wenn es Ihnen leicht fällt, machen Sie dabei den „doofen Blick", das heißt, Sie schieben die Zungenspitze zwischen die Lippen.

Danach massieren Sie in kleinen Kreisen vom linken Knöchel über den Außenrist zum kleinen Zeh. In der Vorstellung verlängern Sie die Zehen wie oben beschrieben. Denken Sie auch daran, die Hand auszuschütteln. Am Ende stellen Sie die Füße auf, spüren hinein und nehmen wahr, wie sich Beine und Füße anfühlen. Jetzt lassen Sie auch an der linken Fußsohle orange Pfahlwurzeln wachsen. Schließen Sie die Übung mit dem Ausatmen mit Handschale ab.

!

Der „doofe Blick" entspannt die Halsmuskulatur.

Gedankliche Beinmassage

Nun lernen Sie eine weitere innere Übung, die Sie überall durchführen können. Sie ist ebenfalls sehr einfach, wenn man sich einmal getraut hat, sie durchzuführen.

Sie stellen sich vor, dass Sie an der rechten Seite von der Hüfte ab bis zum Knöchel unter der Haut kleine rotierende Bewegungen durchführen. Die Haut ist dann wie eine Hose. Wenn Ihnen das zu unangenehm ist, stellen Sie sich einfach vor, Sie würden diese kleinen Bewegungen zwischen Ihrer Hose und Ihrem Bein durchführen.

Das heißt, Sie machen gar nichts, Sie sitzen irgendwo, wo Sie warten müssen, oder Sie haben einfach Langeweile und stellen sich vor, dass Sie auf Ihrer rechten Seite von der Hüfte bis zum Knöchel zwischen Haut und Muskulatur massieren, kleine zärtliche kreisende Bewegungen, langsam nach unten gehend und das ganze Bein befreiend.

Bei dieser inneren Massageübung nimmt man nicht nur die Außenseite des Beins mit, sondern man geht auch die Leiste entlang und nimmt zusätzlich die Mitte des Oberschenkels mit.

Danach geht es weiter bis zum Knie und unter die Kniescheibe. Ganz wichtig ist der Bereich des Schienbeins. Schaffen Sie in der Vorstellung einen Raum zwischen Schienbein und der Haut. Das löst viele Spannungen im Bereich der Stirn.

Wenn Sie die innere Massageübung mit dem rechten Bein gemacht haben, stellen Sie sich vor, dass die Haut des hinteren Beins wie eine lockere Hose nach unten sackt, als hätten Sie einen ganz leichten Stoff an, der wie eine indische Männerhose nach unten sinkt.

Beenden Sie diese Übungen immer mit der Verlängerung der Zehen und der Ausatmung über die verlängerten Zehen.

Danach machen Sie die gleiche Übung an der linken Seite. Sie massieren innerlich von der linken Hüfte bis zur Leiste und nehmen sich dann die linke Außenseite vor und massieren diese zart mit den rotierenden kleinen Bewegungen zwischen Haut und Muskulatur. Sie machen es genauso wie mit dem rechten Bein.

Jetzt folgen die Vorderseite des rechten Oberschenkels, das Knie und die Kniescheibe.

Beginnen Sie jetzt schon damit, nach unten auszuatmen. In einer Straßenbahn oder während eines langweiligen Meetings können Sie die Übungen schlecht mit der Handschale machen. Atmen Sie stattdessen nach unten ohne die Handschale zu den verlängerten Zehen aus. Schon fällt die Spannung, als würde sie abgewaschen, von der Stirn nach unten.

!

Durch die inneren Übungen gewinnen Sie auf Dauer Ihre Vitalität und Spannkraft zurück.

!

Diese Übung für unterwegs reduziert die Alltagsbeschwerden.

Gehen Sie dann innerlich weiter am linken Knie entlang unter die Kniescheibe zu der Haut zwischen Schienbein und Muskulatur und Außenseite und Muskulatur. Dabei verlängern Sie die Zehen. Wenn man viel Zeit hat, kann man auch in der Vorstellung die Haut vom Fuß heben und zwischen allen Zehen massieren. Verlängern Sie dann die Zehen und atmen Sie aus.

Falls Sie unter Venen- oder Herzproblemen leiden – aber nur dann –, stellen Sie sich anschließend nach dieser Übung vor, dass Sie die Beininnenseiten hochstreichen. Sie streichen dann an den Innenbeinen vom Fußgelenk bis zur Leiste sanft und langsam 3-mal hoch und machen dies an der linken Seite genauso.

Für den Tinnitus ist es wichtig, dass durch die Übungen und Massagen die Energie nach unten fließt. Bei Herzbeschwerden oder Venenstörungen muss der Rückfluss des Blutes und der Energie in Richtung des Herzens gesichert sein. Deshalb müssen Menschen mit Venen- und Herzproblemen sich merken, dass sie nach den oben beschriebenen Übungen 3- oder 4-mal die Innenbeine hochstreichen oder bei den Vorstellungsübungen 3- oder 4-mal die Innenbeine in der Vorstellung hochgehen.

Wenn Sie beim Üben bemerken, dass Ihr Druck im Kopf, auf der Brust oder im Körper nachlässt oder dass die Töne sinken oder Ihre Intensität sich verändert, dann kreuzen Sie bitte die Übung an. Sie ist dann sehr wichtig für Sie.

> **!**
> Lernen Sie, die Übungen selbst zusammenzustellen.

Es gibt viele Übungen in diesem Buch, und Sie können nicht alle im Alltag durchführen. Deshalb ist es wichtig, dass Sie bemerken, welche Übungen Ihnen helfen.

Ich wünsche Ihnen viel Vergnügen und freue mich mit Ihnen auf die dritte Lektion.

Lektion 3 – Übungen für das Becken

Stellen Sie sich breitbeinig ins Zimmer, die Füße sind ungefähr ellenbogenweit auseinander und zeigen parallel nach vorn, die Knie sind leicht gebeugt und das Becken ist wie in den vorherigen Lektionen schon leicht nach hinten genommen.

Falls Sie einen sehr anstrengenden Tag hatten, bewegen Sie als Erstes die Knie abwechselnd nach vorn und beginnen damit zu zappeln. Sie können so stark zappeln, dass der gesamte Körper sich bewegt, die Arme hin und her schlackern und Sie einen Ton wie ein „Ach" von sich geben. Ein richtig starkes „Ach", das zu einem anstrengenden Tag passt. Zappeln Sie nach einem sehr stressigen Tag mindestens 5 Minuten lang.

Gibberisch – das Sprechen ohne Sprache

!

Mit Gibberisch beenden Sie mental Ihren Arbeitstag.

Es erfordert ein bisschen Mut von Ihnen, einmal zu sprechen ohne zu sprechen. Diese Übung wird „Gibberisch" genannt. Bei dieser Form der sprachlichen Artikulation gibt es keine Regeln, es ist ein von Aussagen befreites Sprechen. Dazu machen Sie einfach Laute oder sprechen mit Außerirdischen in einer fremden Sprache, beispielsweise „a-o-i-u". Lassen Sie es mal zischen, mal laut werden und bewegen Sie dabei Ihren Mund ganz ausführlich und theatralisch.

Dies ist übrigens auch eine wunderschöne Übung, wenn Sie abends im Hauptverkehr im Auto nach Hause fahren. Falls Sie einen längeren Weg haben, sprechen Sie während der Fahrt in Ihrem Wagen laut ohne zu sprechen. Sie werden verwundert sein, wie entspannt Sie danach sind.

Das ist eine besonders gute Übung, falls Sie sehr viel telefonieren oder sehr viel mit Menschen sprechen müssen. Es ist so, als hätte man einen Kurzurlaub für das Gehirn eingerichtet.

Nachdem Sie Ihre Bewegungs- und Zappelübungen und Ihre Sprachübungen ohne Sprache so lange durchgeführt haben, bis

Sie merken, dass die erste Unruhe weg ist, stellen Sie sich wieder breitbeinig in das Zimmer und beginnen damit, Ihren Körper abzuklopfen.

Bewegung und Lockerung des Beckens

Sie fangen auf Nabelhöhe an und klopfen mit den Fingern über das Becken, vorn, unter dem Nabel, am Schambein, an den Leisten, an den Hüften, hinten. Sobald Sie merken, dass die Hände davon schwer werden, schütteln Sie beide Hände gleichmäßig aus. Sie können aus den Händen Luftblasen oder auch Bälle herausfallen lassen.

Wenn man sehr aufgedreht ist, ist es angenehm, scharfe Gegenstände aus den Händen fallen zu lassen: Dreiecke, Spitzen, Waffen, Blitze, was Sie wollen.

Sie fragen sich sicher, was das soll. Diese bildhaften Vorstellungen aktivieren Ihre rechte Gehirnhälfte. Im Alltag benutzen wir fast immer die linke Gehirnhälfte. Gerade die bildhafte Vorstellung ist in unserer Kultur oft extrem vernachlässigt. Mit diesen bildhaften Vorstellungen vernetzen Sie beide Gehirnhälften. Außerdem ist es so, dass Anspannung und Stress nicht loslassen, indem wir uns befehlen „Spannung loslassen". Die Spannung lässt aber extrem gut über Bilder los.

Die westliche Kultur geht davon aus, dass die Haut hermetisch geschlossen ist. Aber: Unsere Haut ist ein System mit zahlreichen Öffnungen – das spüren Sie beispielsweise, wenn Sie schwitzen.

Jetzt klopfen Sie das Becken weiter ab, klopfen hinten und beginnen langsam auch die Beine nach unten herunterzuklopfen.

Sollten Sie „nur" unter Tinnitus leiden, können Sie die Beine an den Innenseiten und Außenseiten nach unten herunterklopfen. Falls Sie Probleme mit den Venen oder dem Herzen haben, ist es wichtig, dass Sie die Innenseiten der Beine hochklopfen (siehe Seite 45).

> **!**
> Durch Vorstellungsübungen lassen Sie tiefgehende und alte Spannungen aus Ihrem Körper los.

Der Tinnitus schleicht durch alle Bewegungen und Übungen langsam nach unten weg, aber der Blutrückfluss ist wesentlich wichtiger. Falls dieser über die Venen nicht geordnet fließt, ist es wichtig, den Venen zu helfen. Das geschieht sehr gut dadurch, dass Sie die Innenseiten der Beine hochklopfen.

Anschließend klopfen Sie noch einmal außen entlang über die Knie und bis zu den Füßen herunter und schütteln danach Arme und Füße aus.

Diese Übung machen Sie bitte auf beiden Körperhälften gleichzeitig.

Die nächste Übung wird im Stehen durchgeführt: Sie legen die linke Hand unten auf das Schambein und die rechte Hand hinten an das Steißbein. Fangen Sie an, das Becken rhythmisch nach vorn und nach hinten zu bewegen. Sie können nach vorn ausatmen und nach hinten einatmen, das gibt Kraft für einen schönen Feierabend.

Wenn Sie einen sehr anstrengenden Tag mit vielen Situationen voller Aggressionen hatten, sollten Sie die Übungen schneller und hektischer durchführen. Sollte der Tag nicht so anstrengend gewesen sein, machen Sie die Übungen langsamer. Sobald die Spannung nachlässt, können Sie die Übung langsamer werden lassen.

Beckenmassage

Setzen Sie sich hin und beginnen mit viel Aufmerksamkeit, oben den Beckenkamm zu massieren. Massieren Sie erst von der Wirbelsäule hinten oben auf dem Beckenrand entlang bis zur Seite des Oberkörpers.

Nehmen Sie die rechte Seite zuerst und nehmen Sie sich viel Zeit, um zu spüren, wie sich Ihr Beckenkamm anfühlt.

Schütteln Sie regelmäßig die Hände aus. Falls Sie schon bemerkt haben, dass Sie immer wieder den Unterkiefer fest auf den Oberkiefer beißen, legen Sie die Zunge auf die unteren Zähne und üben mit dem „doofen Blick" (siehe Seite 38). Denn dieser nimmt die Spannung weg, entspannt das Gehirn und verlangsamt die Denktätigkeit.

In der taoistischen Medizin liegt auf Ihrer Zunge das innere Sprachzentrum, und es heißt: Wenn die Zunge angespannt ist, ist das Gehirn ebenfalls angespannt. Wenn die Zunge entspannt ist, ist auch das Gehirn entspannt.

Deshalb ist die Übung mit dem „Gibberisch" auch so wohltuend, weil sie eine sehr wirksame Lockerung der Zunge ist.

Schütteln Sie immer wieder die Hände aus.

Nehmen Sie sich anschließend die Zeit, um zu spüren, wie sich die beiden Seiten des Beckens im Vergleich zueinander anfühlen. Sie wissen ja schon, dass das sehr unterschiedlich sein kann. Manchmal ist beim Tinnitus die Körperwärme extrem reduziert, das heißt, es kann gut möglich sein, dass Ihr Becken und Gesäß äußerst kalt sind.

Wenn das Fühlen aktiviert wird, dann empfinden Sie eventuell die Kälte als sehr unangenehm. Es ist nicht so, dass die Übungen Kälte erzeugen, sondern die Übungen lassen die Kälte wahrnehmbar werden. Dieses Spüren der Kälte ist übrigens das erste Anzeichen, dass der Körper wieder wärmer und fühlender wird.

Nehmen Sie Ihre linke Hand und führen die gleiche Massage auch auf der linken Seite durch: erst mit sehr viel Genauigkeit oben den Beckenkamm, von der Wirbelsäule zur linken Hüfte herüber, mit langsam kreisenden Bewegungen bis zur Seite des Oberkörpers.

Schütteln Sie wieder die Hände aus und, wenn Sie das Gefühl haben, dass die Körperspannung sich löst, atmen Sie 3- bis 4-mal mit der Atemschale aus. Die Atemschale ist in Lektion 1 (siehe Seite 32) beschrieben worden und sollte zu allen Übungen, die Sie durchführen, dazugehören.

!

Das Ausatmen mit der Atemschale ist beruhigend.

!

Die Lektionen müssen nicht komplett durch- geführt werden.

Jetzt massieren Sie das ganze Becken. Sie massieren auch die Gesäßbacken, das Hüftgelenk und die Leisten bis vorn zum Schambein. Anschließend die Hände wieder ausschütteln und mit der Atemschale ausatmen.

Es ist nicht notwendig, eine Lektion komplett durchzuführen. Es ist auch in Ordnung und erwünscht, Teile einer neuen Lektion mit Übungen vorhergehender Lektionen zu kombinieren. Wenn Sie nicht wissen, wie Sie die Übungen miteinander vermischen sollen, kombinieren Sie eine Fußübung, eine Beinübung, eine Be- ckenübung und das Ausatmen mit der Atemschale plus des Ver- längerns der Zehen. Das ist immer eine gute Übung. Falls Sie an- dere Übungen gewählt haben, ist es auch richtig.

Sie können jetzt die Erarbeitung der nächsten Hälfte der Lek- tion 3 Wochen weiter verlegen oder – wenn Sie gemerkt haben, dass Sie gut mit den Visualisierungsübungen zurechtkommen – Sie arbeiten einfach weiter.

Das richtige Atmen üben

Suchen Sie sich einen angenehmen Platz, wo Sie sich vielleicht hinlegen können oder wo es Ihnen angenehm ist zu sitzen. Le- gen Sie zuerst Ihre Hände auf den Unterleib. Spüren Sie, wie Ihr Atem geht? Spüren Sie, ob sich beim Einatmen der Unterleib hebt oder beim Ausatmen senkt? Falls Sie keinerlei Atembewe- gung im Becken fühlen, legen Sie die rechte Hand auf die Brust und die linke auf den Unterleib.

Spüren Sie noch einmal: Geht beim Einatmen die Brust hoch und beim Ausatmen die Brust herunter?

Falls es umgekehrt ist, empfehle ich Ihnen, mehrere Wochen lang abends im Bett zu trainieren, dass der Einatem die Brust hebt und der Ausatem die Brust senkt. Erst wenn die Atmung in der richtigen Reihenfolge läuft – das heißt, beim Einatmen wölbt sich der Körper, beim Ausatmen senkt sich der Körper –, können Sie damit anfangen, die Bauchatmung zu üben.

Der natürliche Atemrhythmus besteht aus 3 Phasen:

* **Das Einatmen:** Der Unterleib oder die Brust hebt sich. Das Einatmen ist ein aktiver Vorgang.
* **Das Ausatmen:** Die Atemmuskeln entspannen sich, der Unterleib oder die Brust senkt sich wieder. Das Ausatmen ist ein passiver Vorgang.
* **Die Atempause:** In der Atempause geschieht nichts.

Bauchatmung heißt, man hat eine Hand auf dem Unterbauch, eventuell auch beide, und atmet in den Unterbauch ein. Dabei wölbt sich der Bauch und beim Ausatmen senkt sich der Bauch. Das hört sich sehr einfach an, aber viele Menschen in unserer Kultur haben überhaupt keine Bauchatmung – sie benötigen manchmal Wochen und Monate, um das wieder zu etablieren. Resignieren Sie nicht, wenn es schwierig ist. Wenn die Atmung sich geordnet gedreht hat, ist ein ganzes Stück Arbeit erledigt.

!

Viele Menschen atmen falsch.

Gedankliches Reinigen von Becken und Beinen

Die Atmung ist jetzt so, dass Ihr Bauch sich beim Einatmen hebt und beim Ausatmen senkt.

Schließen Sie die Augen und stellen sich vor, Sie würden das Becken mit einem wunderschönen, weichen Tuch auswischen. Erst die rechte Seite von der Gesäßbacke hin bis zum Hüftgelenk. Vom Hüftgelenk bis zur Leiste und von der Leiste bis zum Schambein, die ganze rechte Seite.

Dann wischen Sie die linke Seite komplett aus. Erst die Gesäßbacke, dann das Hüftgelenk bis zur Leiste und von der Leiste bis zum Schambein. Sie lassen die Hände auf Ihrem Unterbauch liegen, atmen in den Unterbauch ein und lassen den Ausatem dieses Mal ohne Atemschale vom Becken über die Beine, über die Knie, über die Füße nach außen fließen.

Falls Sie noch Freude an diesen inneren Übungen haben, gehen Sie ein Stück weiter.

Sie nehmen wieder das Tuch und wischen den ganzen inneren Oberschenkel auf der rechten Seite, das Knie, die Wade und das Schienbein, die Ferse, den Fuß und die verlängerten Zehen innen aus. Stellen Sie sich vor, dass dabei das Bein, die Füße und die Zehen länger werden.

Wenn Sie die rechte Seite ausgewischt haben, atmen Sie in Ruhe in Ihr Becken ein und atmen aus dem Röhrenbein mit den verlängerten Zehen aus.

Dann wischen Sie auf die gleiche Art und Weise das linke Bein aus. Der linke Oberschenkel wird ausgewischt und wird breiter, das Knie, die Wade und die Ferse werden ausgewischt und Sie wischen auch den Fuß und die verlängerten Zehen aus.

Dann atmen Sie über das Becken und diese offenen Röhrenbeine nach außen durch die verlängerten Zehen aus.

Töne in der Nacht bewältigen

Ich hatte vor längerer Zeit in einem meiner Kurse eine ältere Dame mit starken Geräuschen, die vor allem nachts im Bett auftraten. Sie konnte sich sehr gut damit helfen, dass sie das Becken, die Beine und Füße auswischte und dann so lange über die Zehen ausatmete, bis plötzlich der Ton absank.

Leider kann man diese Empfehlungen nicht immer eins zu eins für sich umsetzen, aber es ist bestimmt lohnenswert es auszuprobieren. Wenn die Töne sehr grässlich sind, muss man manchmal die ganze Wachphase über die Übungen durchführen, bis sich der Erfolg irgendwann einstellt.

Es gibt manchmal Übende, die nach der ersten bis dritten Lektion gravierende Tonveränderungen haben oder besser schlafen oder nachts nicht mehr so häufig auf die Toilette müssen. Auch Ängste können weniger werden und die Lebensfreude zunehmen. Wenn dies bei Ihnen der Fall ist, bleiben Sie eine längere

Zeit bei den Lektionen 1, 2 und 3, weil sich oft gerade durch diese Übungen eine signifikante Verbesserung einstellt.

Führen Sie diese Übung wieder 3 bis 4 Wochen durch. Falls Ihnen eine Übung aus der ersten Lektion sehr gut geholfen hat, nehmen Sie diese mit dazu oder, wenn Sie sehr ausdauernd sind, können Sie auch alle Übungen zusammen machen.

Ich wünsche Ihnen viel Freude mit den weiteren Übungen.

Lektion 4 – Übungen für Brust und Arme

Jetzt sind Sie mit den Übungen ungefähr in der Mitte des Buches angekommen.

Achten Sie darauf, dass Sie die Übungen immer so kombinieren, dass auf jeden Fall die Beine und Füße warm sind, weil es sehr wichtig ist, dass man alle Übungen im Bereich oberhalb der Taille erst mit warmen Füßen und zumindest mit teilwarmen Händen beginnt.

Falls Ihre Hände und Füße noch kalt sind, sollen Sie vorab mit dem Kneten der Füße beginnen. So wie Sie die Füße auf dem Fußboden massieren, können Sie auch die Füße in die Hand nehmen und mit der Hand massieren, das haben Sie ja schon in Lektion 1 (siehe Seite 29) gelernt.

Wenn Sie sich nur konzentrieren können, wenn das Radio, Musik oder der Fernseher läuft, dürfen Sie alle Übungen auch vor dem Fernseher oder mit Musik durchführen.

Kommen Sie abends immer müde nach Hause? Möglicherweise ist Ihre Arbeit oder Ihr Alltag zu erschöpfend. Es kann aber auch möglich sein, dass Sie sich falsch ernähren oder dass der Schlaf nachts nicht erholsam ist.

Um abzuschalten, sollten Sie – sobald Sie zu Hause sind – versuchen, eine große Portion Wasser zu trinken, ein wenig zu essen und dann zu duschen. Mit dem abendlichen Duschen waschen

!

Wenn Sie sehr unruhig nach Hause kommen, fangen Sie sofort mit der Bewegung an.

!

Viele hatten weniger Schlafprobleme, nachdem sie Schlafplatz oder Schlafrichtung gewechselt hatten.

Sie den ganzen Tag ab. Wenn Sie kalt nachduschen, kommt meist der Kreislauf wieder auf Touren, sodass der Tag noch einmal mit Freude in den Abend hineinführen kann. Sollte eine kalte Dusche für Sie sehr unangenehm sein, dann duschen Sie zunächst mit lauwarmem Wasser, das Sie dann langsam immer kälter werden lassen.

Ist Ihr Schlaf nachts nicht erholsam, empfehle ich, den Schlafplatz zu wechseln oder die Schlafrichtung zu drehen. Legen Sie einfach mal den Kopf an das bisherige Fußende und probieren Sie einige Tage, wie es sich anfühlt.

Abklopfen der Brust

Wir beginnen die Übungen mit dem Brustkorb damit, dass wir erst den Körper abklopfen. Sie klopfen in aller Ruhe den Bauch und dann das Gesäß ab und schütteln die Arme aus. Danach klopfen Sie wieder den Bauch ab, vorn bis zum Schambein, und danach klopfen Sie wieder das Gesäß ab.

Gerade bei diesem Abklopfen sollten Sie immer wieder zwischendurch die Hände ausschütteln und aus den Fingern Formen oder Bälle herausfallen lassen.

Lockern und Abklopfen der Schultern und Arme

Ziehen Sie beim Schütteln die Schultern hoch, damit das Schulterblatt ein wenig bewegt wird, und lassen dann die Schultern wieder sinken.

Als Erstes sollten Sie den rechten Arm und die Hand ausschütteln und aus den Fingern Formen herausfallen lassen. Atmen Sie dann entlang dem rechten Arm aus. Das tun Sie einige Male, schütteln Sie den rechten Arm aus, schütteln Sie die Hand aus, lassen Sie Formen herausfallen und atmen dann am Arm entlang aus.

Falls Sie sich das nicht vorstellen können, können Sie auch die Handschale der linken Hand nehmen und diese langsam am

Arm nach unten führen. Stellen Sie sich dabei vor, dass der Ausatem die Handschale nach unten drückt.

Spüren Sie nach: Wie fühlt sich mein rechter Arm an, wie fühlt sich mein linker Arm an?

Wenn Sie das Gefühl haben, dass der rechte Arm länger ist, ist es ein Zeichen dafür, dass die Übungen entspannen und helfen. Der rechte Arm kann aber auch dicker oder dünner, breiter oder kälter sein. Auf jeden Fall müsste er sich nach einigem Schütteln und Ausatmen am Arm entlang anders anfühlen als der linke.

Anschließend schütteln Sie auf die gleiche Art und Weise in mehreren Intervallen den linken Arm aus, heben auch immer wieder die Schulter hoch und lassen Gegenstände aus den Fingern herausfallen, als wären die Finger offene Trichter.

Danach atmen Sie an dem linken Arm entlang aus.

Diese Übung wiederholen Sie mehrere Male und nehmen sich dann ein wenig Zeit und Ruhe, um zu spüren, ob der linke Arm sich genauso anfühlt wie der rechte Arm.

Jetzt müssten beide Arme zwischen 1 cm und 10 cm verlängert oder wärmer oder kälter sein. Sie sollten auf jeden Fall eine andere Wahrnehmung als vorher von ihnen haben.

Falls die Wahrnehmung sich nicht geändert hat, ist es gut möglich, dass Sie zu den Tinnitus-Betroffenen gehören, die nicht fühlen. Für diese Gruppe kommt am Ende noch eine Übung für Nichtfühler (siehe Seite 111).

Lockern des Zwerchfells

Sie klopfen weiter am Körper – und zwar am Zwerchfell entlang. Das Zwerchfell ist ein großer Muskel, der den Oberkörper vom Unterleib trennt und der etwa dort, wo die Rippen enden, am inneren Bereich der Rippen festgewachsen ist.

Sie klopfen auf dem Zwerchfell entlang und beginnen auch den Brustkorb und die Brust abzuklopfen.

!

Wer schon länger übt, merkt, wie seine Hände ganz schwer werden.

Schütteln Sie immer wieder die Hände aus, wenn Sie bemerken, dass sie schwer werden. Das kann recht häufig nötig sein. Am Anfang werden die Hände oft gar nicht schwer, weil man den Unterschied nicht spürt. Plötzlich haben Sie dann nach 3- bis 5-mal Klopfen das Gefühl, als hätten Sie mit den Händen stundenlang einen Koffer getragen oder Schrauben in die Decke gedreht.

Die Hände fühlen sich zu Beginn unserer Übungen zunächst relativ geschlossen an. Sie können sich das so vorstellen, als ob sich die Poren später in den Händen öffnen und die Spannung vom Brustkorb und vom ganzen Körper abnehmen würden.

Klopfen Sie anschließend auch die Schultern ab. Sie beginnen mit der rechten Hand langsam vom Schulterblatt aus den Oberarm bis zum linken Ellenbogen abzuklopfen und schütteln wieder die rechte Hand aus. Dann klopfen Sie den Ellenbogen ab, die Beuge und die Spitze des Ellenbogens. Bitte nehmen Sie sich viel Zeit dafür und schütteln Sie anschließend die rechte Hand wieder aus.

Anschließend beginnen Sie den Unterarm und die Hände abzuklopfen. Dann die rechte Hand, die gearbeitet hat, und die linke Hand ausschütteln und viele Formen herausfallen lassen.

!

Ein wenig Zeit lassen und nachspüren.

Spüren Sie nach: Wie fühlen sich meine Hände, wie fühlt mein linker Arm sich an? Es kann extrem unterschiedlich sein. Manche fühlen zunächst gar nichts – oder sie fühlen, dass ihr Arm 10 cm länger ist.

Nach dem Nachspüren klopfen Sie auf die gleiche Art und Weise den rechten Arm von der rechten Schulter bis zum Ellenbogen ab. Bitte nicht schematisch klopfen. Fühlen Sie immer wieder hinein: Ich fühle mich selbst, fühle meine Schulter und meinen Oberarm. Jetzt die linke Hand ausschütteln und Formen herausfallen lassen. Danach halten Sie inne und spüren nach.

Nun kommt der Ellenbogen an die Reihe. Der Ellenbogen ist sehr stark mit dem Rücken und Rückgrat sowie mit der Mitte des

Rückens und mit den Nervenbahnen verbunden, die durch den Wirbelkanal laufen. Wer also öfter starke Rückenschmerzen hat, für den ist das Klopfen der Ellenbogen und über den Ellenbogen äußerst wichtig.

Dann klopfen Sie langsam den rechten Unterarm bis zu den Fingerspitzen ab. Denken Sie daran, immer wieder die Hände auszuschütteln.

Falls Sie eine Herzstörung oder Venenprobleme an den Beinen haben, müssen Sie, nachdem Sie abwärts geklopft haben, anschließend bei dem rechten und linken Arm jeweils 12-mal an der Innenseite des Arms von der Handinnenfläche bis zu den Achselhöhlen hochstreichen (siehe Seite 45). Denn für den Tinnitus ist es wichtig, dass Ihre Körperkraft (das Chi, siehe Seite 37) wieder nach unten fließt.

Nach einer Ruhepause von einigen Minuten beginnen Sie, Ihre Beine abzuklopfen. Klopfen Sie in Ihrem Rhythmus, erst das rechte Bein vom Oberschenkel bis über den rechten Fuß, hinten, vorn, an der Seite, innen.

Schütteln Sie immer wieder die Hände zwischendurch aus.

Wenn Sie mehrere Übungen gleichzeitig machen können, stellen Sie sich jetzt vor, dass die Zehen sich so verlängern, als hätten Sie lange Zehen, durch die Sie ausatmen können.

Wenn das rechte Bein abgeklopft ist, wird das linke Bein genauso liebevoll vom Oberschenkel bis zum Fuß abgeklopft, vorn, hinten, seitlich, innen. Immer wieder die Hände ausschütteln und spüren: Wie fühlt sich Ihr Körper jetzt an?

Falls die Beine schwer sind, muss auch dann 12-mal an der Innenseite der Beine vom Innenknöchel bis zur Leiste hochgestrichen werden, auf beiden Beininnenseiten, weil das Blut einen Rückstau bildet. Die Körperkraft ist noch nicht wieder so stabilisiert, dass man das Herunterklopfen ohne Schwierigkeiten durchführen kann.

Den ganzen Körper wahrnehmen

Spüren Sie jetzt in aller Ruhe in Ihren Körper. Sie spüren den Kopf, Sie spüren die Stirn, Sie spüren die Augen. Wenn Sie dazu noch etwas tun wollen, weil Sie gern zwei Übungen auf einmal machen, da Sie sich bei einer Übung allein nicht genug konzentrieren können, dann legen Sie Ihre Hände auf Ihren Unterbauch,

Lassen Sie die Kniekehlen sinken, sodass sie wie zu einem Sack werden.

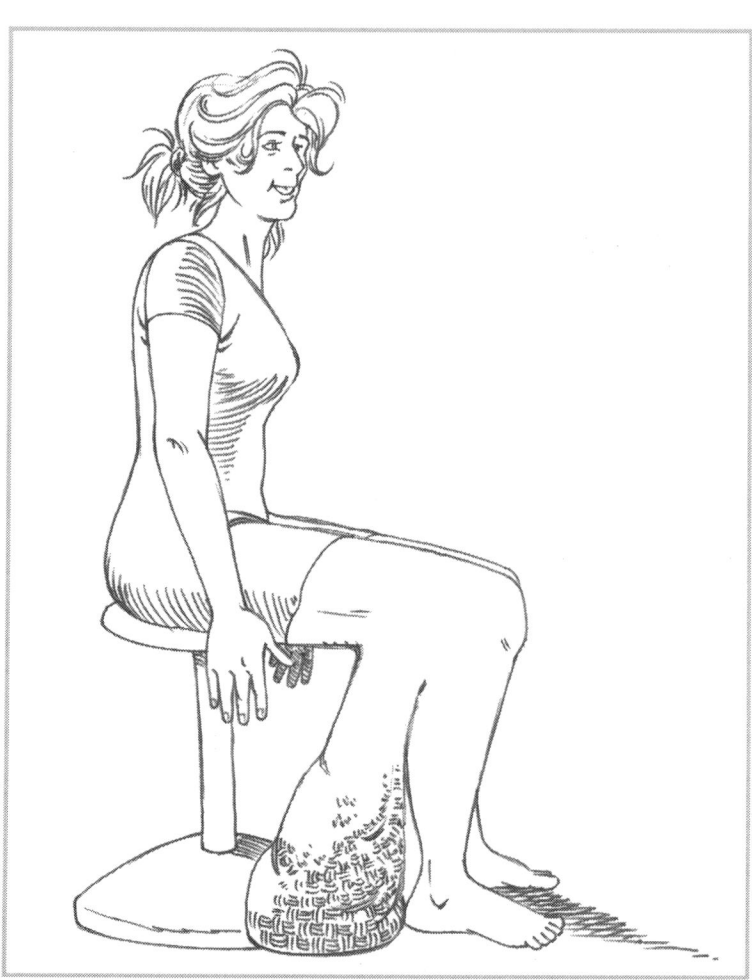

atmen in den Bauch hinein ein und an den Beinen entlang zu den Füßen aus.

Dann spüren Sie weiter, in Ihren Hinterkopf, in Ihre Ohren, in Ihre Wangenknochen, in Ihre Nase, in Ihre Oberlippe. Falls jetzt schon ein tiefer Atemzug kommt, machen Sie die Übung mit dem „doofen Blick" (siehe Seite 38). Sie legen die Zunge auf die unteren Zähne, sodass der Mund leicht geöffnet ist und man die Zunge breit zwischen den Lippen liegen sieht.

Wir mögen diese Übung oft nicht gern, weil wir Angst davor haben, die Kontrolle zu verlieren. In Wirklichkeit beginnt jedoch – wenn die Zunge sehr breit und weich im Mund liegt – eine Entspannung im Kopf fühlbar zu werden, und dadurch wird auf Dauer auch die Flut der Gedanken weniger.

Sie spüren jetzt weiter in den Körper hinein. Sie spüren den Hals unterhalb der Ohren, den Hinterkopf, vorn die Halskehle.

Die Übung mit der Kniekehle kennen Sie bereits (siehe Seite 38). Falls die Kehle sich geschlossen anfühlt oder Sie einen Druck im Kopf oder Hals spüren, lassen Sie die Kniekehlen sinken, sodass sie wie zu einem Sack werden.

Jetzt spüren Sie den Rücken, gehen mit Ihrer Wahrnehmung in die Schultern, lassen die Schultern sinken. Stoßen Sie dazu auch einen Seufzer aus.

Falls es für Sie schwierig ist zu seufzen, halten Sie die Hände vor den Mund und sagen mehrere Male „ach". Dann wird es auf Dauer leichter. Das sind Übungen aus der Gesangslehre, die die Stimmbänder entspannen. Also ein paar Mal „ach" sagen. Es ist ein Seufzer, der sich anfühlt, als würde er zum Fußboden herunterfallen.

Spüren Sie wieder in die Schultern und in den rechten Oberarm hinein. Es ist so, als würde der Ellenbogen heruntersinken oder in die Lehne Ihres Sessels hineinrutschen. Dann spüren Sie in den rechten Unterarm und in das Handgelenk sowie in alle Finger. Das Handgelenk lassen Sie ein Stück breiter werden und die Finger wachsen, als wäre ein Teleskop an jedem Finger – erst der kleine, dann der Ringfinger, der Mittelfinger, der Zeigefinger und der Daumen.

Atmen Sie ein paar Mal an der ganzen Hand entlang aus. Es ist möglich, dass Sie jetzt müde werden. Die Müdigkeit ist ein Zeichen dafür, dass die Entspannung beginnt.

Verlängern Sie 10 bis 20 Minuten lang den kleinen Finger und atmen Sie dabei am kleinen Finger entlang aus.

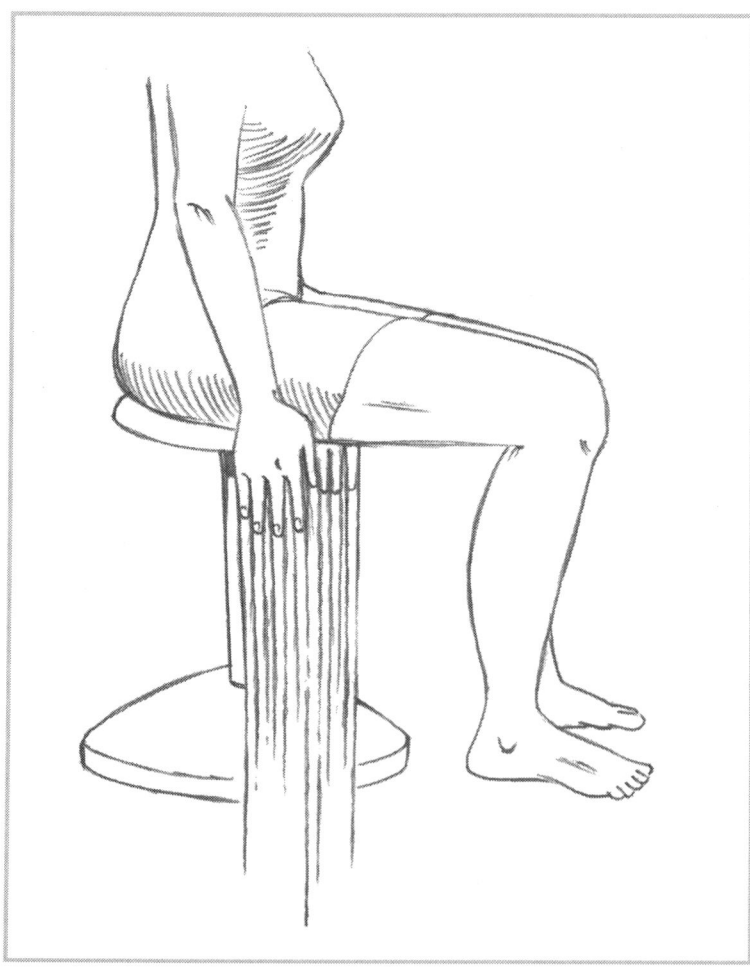

Manche Menschen werden wach, auch das ist ein Zeichen für die Entspannung, bei ihnen ist die Energiezunahme direkt wieder fühlbar.

Jetzt fühlen Sie in die linke Schulter, lassen den Ellenbogen wieder in die Lehne hineinsinken, spüren in den Unterarm, in das Handgelenk, lassen es breiter werden, und dann wachsen alle Finger. Zuerst wächst der Daumen, dann der Zeigefinger, der Mittelfinger, der Ringfinger und der kleine Finger, alle Finger werden wie lange Röhren.

Die Töne des Tinnitus sind mit Körperorganen verbunden. Die hohen Töne haben oft mit einer Überspannung der Organe im Brustkorb zu tun, die tiefen Töne oft mit einer Überspannung der Organe im Beckenraum.

Falls Sie hohe Töne haben, sollten Sie nicht nur Übungen für den Oberkörper machen. Es ist immer wichtig, dass die Füße sich öffnen.

Wenn Sie bis jetzt alle Lektionen geübt haben und Ihre Töne extrem hoch sind, ist es gut, wenn Sie 10 bis 20 Minuten den kleinen Finger verlängern und dabei am kleinen Finger entlang ausatmen.

Es kann durchaus passieren, dass sich zuerst der Körper entspannt und die Töne dadurch weniger werden. Sie sinken herunter und können tiefer und/oder leiser werden. Es kann aber auch sein, dass die Töne einfach abreißen. Dann sind sie durchaus mal für eine Weile verschwunden.

Wann immer Sie bei ausdauerndem Üben Tonveränderungen haben, ist es auf jeden Fall klar, dass es ein Stress-Tinnitus ist. Bei manchem Tinnitus muss mehrere Jahre lang geübt werden, bis die Töne sich überhaupt wieder bewegen, besonders, wenn der aktive Dauerstress anhält.

Nun setzen Sie die Wahrnehmung Ihrer Körperräume fort. Sie spüren Ihre Schulterblätter und Ihren Brustkorb und atmen weiter in das Becken ein und nach unten aus.

> **!**
> Hohe Töne resultieren oft aus einer Überspannung der Organe im Brustkorb, tiefe Töne aus einer Überspannung der Organe im Beckenraum.

> **!**
> Bei einem Stress-Tinnitus verändern sich die Töne.

Dann spüren Sie in Ihre rechte Taille und in Ihre rechte Gesäßbacke und stellen sich vor, dass die Gesäßbacke heruntersinken würde. Spüren Sie anschließend in Ihre linke Taille und Ihre linke Gesäßbacke und lassen die Gesäßbacken hinuntersinken.

Eine sehr schöne Übung ist jetzt, ein wenig das Gesäß zu bewegen und zu spüren, dass an der linken Gesäßbacke ein Knochen ist, auf dem wir sitzen. Das ist der Sitzhöcker.

Sitzhöckerverwurzelung

Wenn Sie diesen Sitzhöcker ein wenig auf dem Stuhl hin- und herbewegen, wird er besser fühlbar. Stellen Sie sich vor, dass langsam aber sicher an dem Sitzhöcker eine Pfahlwurzel wächst. Eine Pfahlwurzel ist eine lange Wurzel, die einem Rettich gleicht. Visualisieren Sie die Wurzel in einem warmen Orange, vor allem, wenn die Tage kalt und feucht sind. An warmen, heißen Tagen stellt man sich die Wurzel blau, grün oder weiß vor. Diese Vorstellungsübung entspannt die gesamte Haut und hilft Ihnen auch, falls Sie unter Stimmungsschwankungen leiden.

Bewegen Sie den rechten Sitzhöcker auf Ihrem Stuhl, fühlen ihn und lassen auch rechts die lange Pfahlwurzel wachsen.

Die Wurzel wächst und wächst – und Sie lassen kleine Haarwürzelchen daran wachsen. Über den Haarwurzeln löst sich viel Spannung aus der Haut. Manchmal fühlt man dann, dass die Haut mehr schwitzt oder dass mehr Speichel im Mund ist oder dass die Haut kühler oder wärmer wird. Alles ist möglich.

Falls Sie Reaktionen spüren, schreiben Sie diese auf. Wenn Sie Übungen haben, die Ihnen besonders guttun, markieren Sie diese oder kreuzen sie an, damit sie nicht vergessen werden.

Nun atmen Sie in Ihr Becken ein und atmen an den Sitzhöckern entlang aus.

Falls der Tinnitus sich bewegt oder es angenehm ist, kann dieses Ausatmen an den Sitzhöckern auch in einer Zeitspanne von 10 Minuten bis zu einer Stunde durchgeführt werden.

!

Falls Sie unter Schwindel leiden, sollten Sie diese inneren Übungen gleichzeitig machen und an beiden Seiten die Wurzeln wachsen lassen.

Bewegen Sie den Sitzhöcker auf Ihrem Stuhl und lassen Sie lange Pfahlwurzeln wachsen.

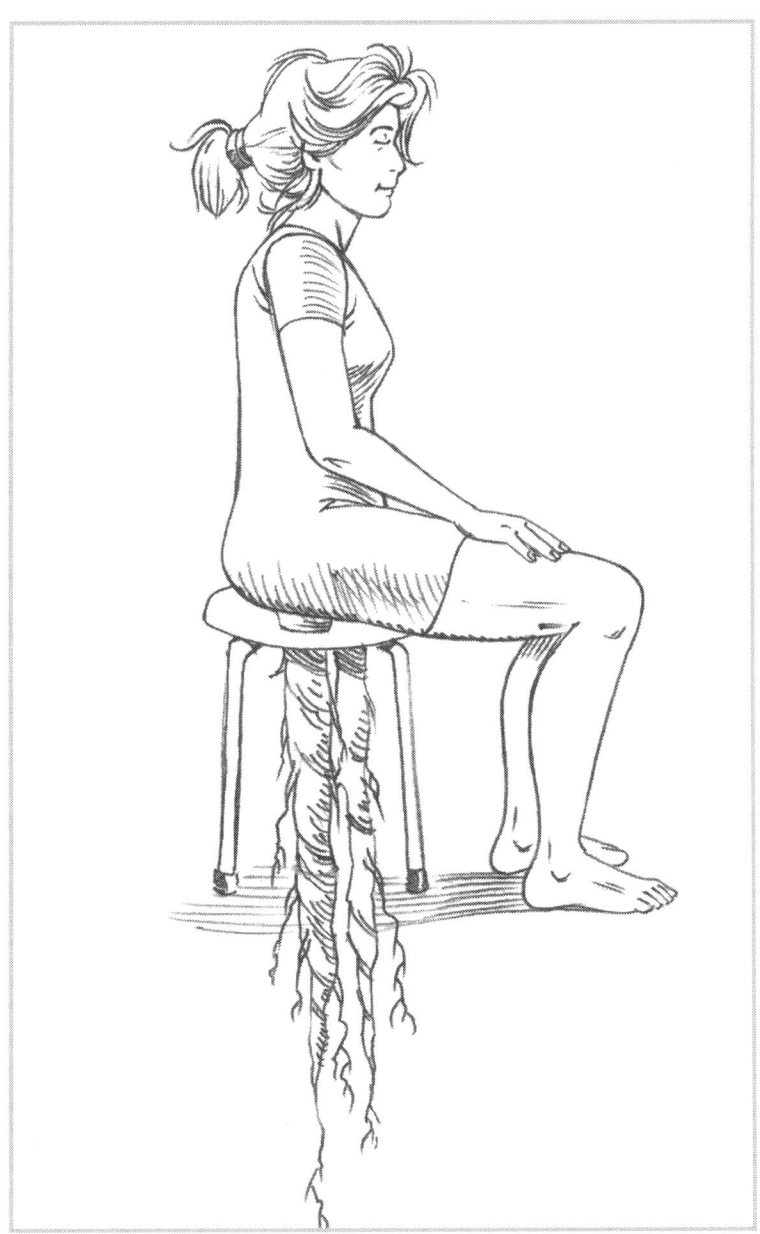

Schlafstörungen bewältigen

Ich hatte in einem Kurs eine ältere Dame, die unter starken Schlafstörungen litt. Sie ließ ihre Sitzhöcker im Liegen wachsen, unter den Beinen entlang und hat dann, bis sie einschlafen konnte, an den Wurzeln entlang ausgeatmet. Die Schlafstörungen gingen entlang der Waden, über die Fersen, über die Fußsohle nach außen. Sie schlief dann immer schlagartig ein, und auf Dauer hörten die Schlafstörungen auf.

Wenn Sie diese Übungen für die Schlafstörungen durchführen und der Schlaf nicht in ungefähr sechs Wochen wesentlich besser geworden ist, ist es dringend erforderlich, sich einen Arzt oder Therapeuten zu suchen und an den Schlafstörungen zu arbeiten, weil gravierende Schlafstörungen uns sehr erschöpfen und zu Zuständen von Desorientierung im Leben führen.

Nach einer Pause spüren Sie in den rechten Oberschenkel und lassen ihn in Ihre Sitzfläche sinken. Dann lassen Sie die Kniekehle sinken, danach die Wade. Sie sinkt im Sitzen an der Ferse entlang, im Liegen sinkt sie in Ihre Unterlage. In der Ferse sind oft sehr viele Spannungen, die mit dem Ohr zusammenhängen.

Lassen Sie Ihre Fußsohle sinken; im Bett liegend sinkt die ganze Ferse nach unten. Sie atmen in das Becken ein und an den Beinen entlang aus. Dann wird auch der rechte Fuß mit seinen Zehen verlängert. Wenn Sie viel spazieren gehen oder joggen, ist es eine schöne Übung, dabei die Zehen wachsen zu lassen und mit den verlängerten Zehen zu gehen oder zu joggen.

Es ist am Anfang irritierend, mit verlängerten Zehen zu laufen. Wenn Sie verstanden haben, dass es sich um den Energiekörper handelt, werden Sie auf Dauer bemerken, wie erholsam das ist. Ein weiterer Nebeneffekt ist, dass Sie auch langsamer laufen werden.

Jetzt kommt der linke Oberschenkel an die Reihe. Sie lassen den linken Oberschenkel in Ihre Unterlage sinken, Ihre Kniekehle lassen Sie sinken, ebenso Ihre Wade. Achten Sie sehr genau auf den Knöchel des Fußes, den Außen- und den Innenknöchel.

!

Haben sich Ihre Schlafstörungen trotz der Übungen nicht wesentlich verbessert, sollten Sie einen Arzt aufsuchen.

Dann sinkt der ganze Fuß entweder nach vorn mit der Fußsohle oder nach hinten mit der Ferse, gleichzeitig werden die Zehen länger und sind schließlich so lang wie Riesenröhrenzehen.

Sie haben die Hände auf dem Becken und atmen am Körper entlang aus, als würden Sie mit der Handschale ausatmen, allerdings bleiben diesmal die Hände auf dem Unterbauch. Sie atmen jetzt nur so aus.

Oft ist es hilfreich, die Übungen auf eine CD zu sprechen oder sich von jemandem aufnehmen zu lassen. Denn manchmal ist es einfacher und effektiver, wenn man mit einer angeleiteten Übung übt.

!

Sprechen Sie diese Übungen auf CD.

Lektion 5 – Wahrnehmungsübungen

Fühlen ist wichtig

Wenn Sie bei dieser Lektion angekommen sind, brauchen Sie das Buch nicht mehr kontinuierlich zu nutzen, das heißt, Sie müssen nicht eine Lektion auf die andere aufbauen. Ich empfehle Ihnen sogar, das ganze Buch bis zum Ende durchzulesen und einfach zu erfühlen, was Ihnen gefällt oder was zu Ihnen passt oder was Ihren Symptomen entspricht. Danach suchen Sie sich die Übungen aus.

Nachdem Sie die Übungen jetzt 3 bis 4 Monate durchgeführt haben – und Sie auch richtig gemacht haben –, müssten Sie bei jedem erneuten Üben entspannter sein. Diese Entspannung spüren Sie an der Wärme. Der Körper wird wärmer oder der Gedankenfluss wird ruhiger.

Dieser Gedankenfluss begleitet uns ständig, denn Sie denken immer nach – über den Alltag, über das, was Sie noch tun müssen, über das, was man Ihnen erzählt hat. Ein Nichtdenken ist kaum möglich. Der Gedankenfluss wird jedoch in seiner Intensität weniger, wenn Sie die Übungen bis hierher konsequent durchgeführt haben.

!

Sie können dieses Buch jetzt wie ein „Orakel" benutzen.

Im weiteren Verlauf der Übungen werde ich Ihnen eine Übung vorstellen, mit der Sie lernen, wie Sie diesen Gedankenfluss unterbrechen können.

Mittlerweile sind Sie so vertraut mit den Übungen, dass Sie alle Übungen, die Sie spontan aufschlagen, durchführen können. Verbinden Sie dann diese – zufällig aufgeschlagene – Übung mit den Grundübungen aus der Lektion 1. Sie sollten alle weiterführenden Übungen nur durchführen, wenn Ihre Beine und Füße warm sind.

Wenn Sie in dieser Lektion weitergehen wollen, stellen Sie sich für die Übung hin, verwurzeln Ihre Füße und Zehen im Boden und verlängern Ihre Zehen. Ihre Beine stehen parallel, die Knie sind leicht angewinkelt und Sie bewegen einige Male das Becken nach vorn und hinten.

Schütteln Sie Ihre Hände und Schultern aus und bewegen Ihre Arme und Schultern so, als wären Sie eine Gummipuppe. Wichtig ist, dass die Schultern zeitweise angehoben werden. Dann lassen Sie aus den Händen, wie immer, Würfel oder andere Formen herausfallen. Die Übung des „doofen Blicks" begleitet Sie auch bei diesem Üben (siehe Seite 38).

Es ist übrigens völlig normal, dass Sie beim Üben regelmäßig die Lippen verschließen und zusammenpressen. Ich mache diese Übungen seit 30 Jahren mit vielen Gruppen und in vielen Kursen. Es ist eines der schwersten Dinge, die Spannung vom Mund loszulassen.

Wir sind eine Kultur, die den Verstand über die Gefühle gesetzt hat. Deshalb gibt es auch bei uns relativ wenige Gefühlsausbrüche oder sie werden als extrem unangenehm oder bedrohlich erlebt.

Wenn wir die Südeuropäer oder auch Franzosen in einer Unterhaltung erleben, dann ist ihre Sprachweise oft so emotional, dass es für uns nach einem heftigen Streit aussieht, obwohl sie völlig normal miteinander reden. In diesen Ländern ist eine Emotionalität in der Sprache erlaubt. Bei uns ist eine Emotions-

!
Durch die Spannung des Unterkiefers und des Mundes kontrollieren wir unsere Gefühle.

färbung in der Sprache „verboten". Es gilt als besonders gut und entwickelt, wenn Emotionen aus der Sprache gefiltert werden. Dieses Ausfiltern ist in der extremen Form ein großer Schaden für Sie, denn über den Emotionsausdruck der Sprache wird das Gefühl transportiert. Ohne Gefühl können wir uns nicht gefühlsmäßig „aus dem Bauch heraus" entscheiden. Viele Menschen entscheiden ihr Leben zuerst über den Verstand, sie sehen eine Situation, erkennen und bewerten sie. Die zweite Möglichkeit zu entscheiden, ist die über das Gefühl: Wie fühle ich mich, sind die Gefühle angenehm oder unangenehm? Ist es im Augenblick wichtig, ein unangenehmes Gefühl zu haben, weil ich etwas durchstehen will, zum Beispiel eine Prüfung oder einen Wettbewerb, oder will ich dieses unangenehme Gefühl in meiner jetzigen Situation nicht haben?

In meiner psychotherapeutischen Praxis sah ich in den Jahrzehnte meiner Tätigkeit, dass wichtige Dinge, die stark über den Emotionskörper entschieden werden müssen, beispielsweise die Partnerwahl, oft rein über den Kopf entschieden werden. Wobei ein wichtiges Element für die Entscheidung gerade in der Partnerwahl das Empfinden ist: Wie fühle ich mich mit dem Partner, wie geht es mir mit dem Partner, kann ich die Wärme spüren, kann ich das Mitgefühl spüren? Dieses Element ist häufig nicht vorhanden und ausgebildet.

Im nächsten Schritt sollen Sie Ihren Körper fühlen: Ist mein Körper warm, ist er kalt, fühlt sich mein Körper wohl an, wohlig oder fühlt er sich gestresst an?

Es gibt in den Kursen immer wieder Teilnehmer, die nicht wahrnehmen können, ob ihre Füße und Hände kalt oder warm sind. Wenn Sie zu den Personen gehören, die unter solchen Empfindungsstörungen leiden, fühlen Sie möglicherweise nach den Übungen keinerlei Unterschiede. Möglicherweise entstehen auch kein vermehrter Speichelfluss und kein vermehrtes Gähnen durch die Übungen bei Ihnen.

Resignieren Sie nicht, arbeiten Sie einfach weiter. Durch das ständige Üben kommt das Fühlen wieder zurück. Zuerst kommt Ihr Körperfühlen, dann beginnt der Gedankenfluss langsamer zu werden und zum Schluss kommt das Fühlen der Emotionen zurück. Allerdings müssen Sie sich das Fühlen der Emotionen erst einmal wieder erlauben. Durch die Erlaubnis kommt das Fühlen von Schmerz, Wut, Freude, Trauer, Lust usw. wieder in Ihr Leben zurück.

Viele Tinnitus-Betroffene sind hochbegabt und außergewöhnlich gut organisiert – leider meist zum Schaden des Selbstbewusstseins, der Selbstkompetenz und auch der Sicht auf die eigene Person. Sie haben eine gute Einschätzung für die Situation anderer. Sie sind manchmal nicht in der Lage, sich selbst einzuschätzen, und kennen leider oft ihre Grenzen und Bedürfnisse nicht.

Dieses Buch ist so geschrieben, dass Sie schrittweise und Ihrem eigenen Tempo wieder zu sich selbst zurückkommen. Sie können dann Ihre Intelligenz für sich selbst nutzen und nicht mehr wie früher zu einem großen Teil für Ihre Arbeit, Ihre Familie oder Ihr soziales Engagement.

Nach diesem kleinen theoretischen Exkurs stehen Sie jetzt weiterhin mit verwurzelten Füßen und angewinkelten Knien und beginnen damit, Ihren Rücken zu reiben und zwar über Ihrem Becken. Sie reiben einfach mit den Händen oder den Fäusten den Rücken und ein Stück zum Gesäß herunter und atmen dabei in das Becken ein und an den Beinen entlang nach unten aus.

> **!**
> Tinnitus-Betroffene sind oft sehr gute Denker, sozial engagiert, gut strukturiert und auf Ordnung bedacht.

Das Nierenreiben

Jetzt beginnen Sie, Ihre Nieren zu reiben: Legen Sie dazu die Hände in den Rücken über Ihren Beckenkamm.

In all den Jahren meiner Arbeit mit Tinnitus-Betroffenen habe ich immer wieder festgestellt, dass das Reiben der Nieren den Körper stärkt und besonders gut ist, wenn Sie häufig über Müdigkeit klagen und sich schwach fühlen.

Die Hände können sich nach wenigem Reiben äußerst schwer anfühlen. Schütteln Sie die Hände dann aus und reiben weiter. Das Nierenreiben ist auf Dauer eine Hilfe, die Energie zurückzubekommen – vor allem, wenn Sie sehr müde sind.

Sorgen Sie aber auch dafür, dass Sie ausreichend Wasser trinken. Wenn Sie sehr erschöpft sind, sollten Sie keine kalten und auch keine Getränke mit Zimmertemperatur trinken. Trinken Sie nur Warmes und achten Sie darauf, dass die Getränke über Ihrer Körpertemperatur liegen, da sie auch in Zimmertemperatur für den erschöpften Körper zu kalt sind.

Wenn Sie das Gefühl haben, dass die Beine sich nicht offen anfühlen, zum Beispiel wenn die Beine kalt oder „zäh" sind, führen Sie die Übung mit dem Schütteln der Beine durch, die auf Seite 20 beschrieben ist. Klopfen Sie außerdem die Beine ab. Machen Sie zusätzlich die Verbreiterungsübung für die Beine. Wenn die Beine breiter sind, kann die Lebensenergie besser durch die Beine fließen.

Setzen Sie sich jetzt bitte auf einen Stuhl und klopfen mit der linken Hand Ihren rechten Arm von der Schulter über den Oberarm und den Ellenbogen über Unterarm bis zur Hand, wie Sie das auf Seite 56 kennengelernt haben, ab. Schütteln Sie danach den rechten und den linken Arm aus.

!

Führen Sie das Nierenreiben ruhig einige Minuten lang durch.

Lektion 6 – Übungen für die Hände

Handmassage

Die kommende Übung mit der Hand- und Fingermassage ist am besten durchzuführen, wenn Sie ruhig sind. Die Handmassage ist keine Übung nach einem extrem angespannten Tag. In solcher Situation ist es besser, wenn Sie eine Runde um den Block joggen.

Bevor Sie mit der Handmassage beginnen, legen Sie beide Hände auf Ihr Gesicht und fühlen Sie, wie sich Ihre Hände anfühlen: Sind die Hände kalt, sind sie warm, schwitzen Ihre Hände, sind die Hände trocken? Es ist übrigens nicht wichtig, ob Ihre Hände schwitzen oder trocken sind, diese Übung wird nur durchgeführt, damit Sie das „Körperfühlen" lernen, ein Selbstbewusstsein erfahren.

Hierbei handelt es sich nicht um ein Selbstbewusstsein in Form von „Ich habe viel gelernt" und „Ich bin ein guter Arbeitnehmer" oder „Ich habe ein schickes Auto oder sehr schöne Kleidung". Also nicht die Dinge bringen Ihnen Selbstbewusstsein, sondern nur, wer Sie sind und wie Sie sich fühlen – darüber können Sie selbst lernen sich einzuschätzen.

Jetzt beginnen Sie damit, mit der linken Hand die rechte Hand zu massieren. Die Handmassage wird vom Handgelenk her begonnen, indem Sie das Handgelenk liebevoll und sanft mit kleinen kreisenden Bewegungen streicheln. Seien Sie dabei nicht zu schnell und testen Sie den gleichen Druck, den Sie auf die Hand ausüben, kurz im Gesicht aus. Es ist gut, wenn Sie im Gesicht fühlen, wie stark der Druck ist. Oft hat man kein Gefühl, ob der Druck zu stark ist. Das Gesicht ist jedoch immer empfindlich, in ihm können Sie alles nachprüfen.

Massieren Sie die Wurzel Ihrer Hand und beginnen dann, nach und nach die Finger zu massieren. Sie beginnen mit dem rechten kleinen Finger, massieren ihn liebevoll von der Hand-

!

Körperfühlen erzeugt Selbstbewusstsein und zwar ein Bewusstsein von sich selbst.

wurzel zur Spitze und stellen sich dabei vor, dass der Finger dabei länger wird. Oft ist es hilfreich, den Finger auch leicht hin- und herzubewegen und in den Gelenken zu bewegen.

Nachdem Sie die Hand und den kleinen Finger massiert haben, schütteln Sie wieder die Hände aus, erst die rechte, dann die linke Hand. Nehmen Sie die Schultern dazu und schütteln diese mit aus. Lassen Sie – wie immer – Würfel oder andere Formen aus den Fingern herausfallen.

Massieren Sie anschließend von der Handwurzel der rechten Hand den Ringfinger. Vielleicht merken Sie schon, dass es Unterschiede gibt. Dass der kleine Finger entspannter ist als der Ringfinger oder umgekehrt. Eventuell wird im Winter der Ringfinger immer kalt und weiß. Dieses löst sich übrigens bei vielen Menschen durch die Übungen auf.

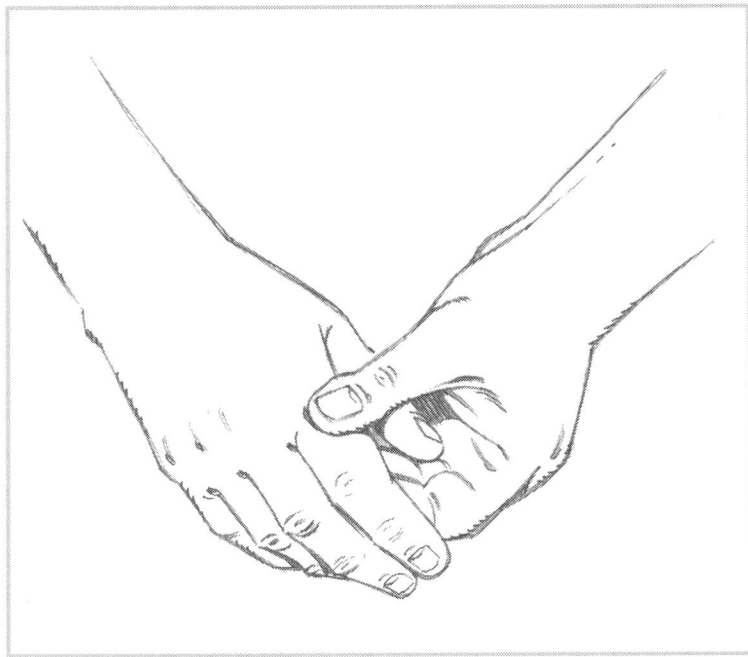

Massieren Sie die Wurzel Ihrer Hand und beginnen dann, nach und nach die Finger zu massieren.

!

Da Finger mit den inneren Organen verbunden sind, entspannen Sie diese durch die Verlängerungsübungen.

!

Der Mittelfinger nimmt sehr viel Spannung aus dem Nacken.

Jetzt verlängern Sie auch den Ringfinger. Oft ist ein leichtes Ziehen an der Fingerspitze zum Verlängern eine Hilfe. Schütteln Sie danach die Hände aus.

Am Anfang verlängern sich die Finger oft nur 2 bis 3 cm, später ist es fast so, als würden sich die Finger wie Teleskope nach vorn auseinanderschieben und verlängern, dann kann so ein Finger in unserer Vorstellung auch 30 cm, 40 cm lang werden. Er kann aber auch 5 m und noch länger sein.

Dann nehmen Sie den Mittelfinger, massieren ihn mit rotierenden Bewegungen.

Wenn Ihnen die Übungen zu langatmig sind, können Sie beispielsweise während der Massage Musik hören oder zwischen der Massage der einzelnen Finger aufstehen und durch den Raum tanzen oder sich rütteln und schütteln.

Massieren Sie weiterhin den Mittelfinger und verlängern ihn. Auf Dauer brauchen Sie nur zu denken „Ich habe ganz lange Finger" und sie werden sich automatisch in Ihrer Vorstellung verlängern.

Wenn Sie merken, dass Sie Ihre Unterlippe wieder angespannt haben, machen Sie ein paar Mal den Mund auf und zu, sprechen ein paar unverständliche Worte und legen die Zunge auf die Zähne. Dabei ist die Zunge ganz breit. Die Zunge ist eine Reflexzone für das Gehirn, deshalb fängt es direkt an, sich zu entspannen. Seien Sie ganz entspannt und im Hier und Jetzt.

Jetzt massieren Sie den Zeigefinger, rotieren von der Handwurzel her und verlängern ihn. Der Zeigefinger löst oft Spannungen in der Lunge und am Herzen: Plötzlich wird die Lunge breiter und man kann einen tiefen Atemzug machen. Die Entspannung der Lunge ist sehr wichtig, da über die Lunge die Gesamtversorgung des Körpers mit Sauerstoff vollzogen wird und damit die Gesamtversorgung mit allen Nährstoffen für den Körper. Deshalb ist der Sauerstoff so wichtig für alle unsere Lebensvorgänge.

Schütteln Sie Ihre beiden Hände sorgfältig aus.

Legen Sie beide Hände auf Ihr Gesicht, nehmen Sie sich ein paar Minuten Zeit zum Fühlen: Wie fühlt sich meine Hand, wie fühlt sich mein Gesicht an? Ist die massierende Hand wärmer als die Hand, die massiert wird, oder ist sie kälter? Wird die Massagehand feucht?

Ich beobachte an mir selbst seit vielen Jahren, dass sich beim Massieren die Poren öffnen und ich feuchte Hände bekomme. Durch die Massage öffnen sich die Zellen und die Ummantelung der Haut. Die Lymphe kommt stärker in Bewegung und spült somit mehr Feuchtigkeit nach außen.

Das Schwitzen ist äußerst wichtig für die Entschlackung unseres Körpers. Falls Sie nie schwitzen, ist es gut, hin und wieder in die Sauna zu gehen, damit der Körper wieder zu schwitzen beginnen kann. Leider ist in unserer Kultur das Schwitzen völlig verpönt. Unter anderem sorgt diese „Unsitte" dafür, dass bei vielen Menschen ab 45 Jahren alle Schleimhäute nicht mehr optimal durchblutet sind, das heißt, aus der Nase kommt kein Sekret, der Mund und die Augen werden trocken, die Schleimhäute der Geschlechtsorgane produzieren nicht mehr genügend Wasser. Durch diese Übungen können diese lästigen Erscheinungen verbessert werden.

Jetzt kommt der Daumen dran. Für den nehmen Sie sich besonders viel Zeit und lassen ihn schon während der Massage in der Vorstellung breiter werden. Massieren Sie ihn liebevoll von der Handwurzel nach unten zur Fingerspitze und lassen ihn ganz lang werden.

Es fühlt sich eventuell so an, als schreit die linke Seite: „Massier mich auch!" Falls Sie keinen Unterschied fühlen, sind in einem der nächsten Kapitel die Übungen für Nichtfühler äußerst wichtig für Sie (siehe Seite 111).

Jetzt beginnen Sie damit, mit der rechten Hand die linke Hand zu massieren. Zunächst streicheln Sie das Handgelenk liebevoll mit kleinen kreisenden Bewegungen. Fühlen Sie nochmals

!

Je nachdem fühlen sich jetzt Ihre rechte und Ihre linke Seite völlig unterschiedlich an.

kurz den Druck, den Sie auf die Hand ausüben, im Gesicht, damit der Druck nicht zu stark ist.

Massieren Sie die Wurzel der linken Hand und beginnen anschließend, den Daumen von der Handwurzel zur Spitze hin sanft zu massieren. Hilfreich ist es, den Finger leicht hin- und herzubewegen und in den Gelenken zu bewegen. Stellen Sie sich dabei vor, dass der Daumen immer länger wird.

Nachdem Sie den Daumen massiert haben, schütteln Sie wieder die Hand aus, erst die linke, dann die rechte Hand. Nehmen Sie die Schultern dazu und schütteln diese mit aus. Lassen Sie wie immer Würfel oder andere Formen aus den Fingern herausfallen.

Jetzt wird der Zeigefinger von der Handwurzel bis zur Spitze massiert. Vielleicht bemerken Sie jetzt schon, dass es Unterschiede gibt. Dass der Daumen entspannter ist als der Zeigefinger oder umgekehrt. Verlängern Sie dann auch den Zeigefinger – oft ist ein leichtes Ziehen an der Fingerspitze zum Verlängern eine Hilfe.

Schütteln Sie wieder Ihre Hände aus. Nehmen Sie anschließend den Mittelfinger und massieren ihn mit rotierenden Bewegungen.

Falls Ihnen die Übungen zu langatmig sind, können Sie beispielsweise während der Massage Musik hören oder aufstehen oder durch den Raum tanzen. Massieren Sie weiterhin den Mittelfinger und verlängern Sie ihn in der beschriebenen Weise.

> **!**
>
> Achten Sie während der Übung darauf, ob Ihre Unterlippe wieder angespannt ist.

Falls Sie Ihre Unterlippe während der Übung angespannt haben, machen Sie den Mund ein paar Mal auf und zu und sprechen einige unverständliche Worte „Gibberisch" (siehe Seite 46). Dann legen Sie die Zunge auf die Zähne und lassen die Zunge in der Vorstellung ganz breit werden.

Massieren Sie den Ringfinger rotierend von der Handwurzel her bis zur Spitze und verlängern ihn. Schütteln Sie anschließend beide Hände aus.

Legen Sie beide Hände auf Ihr Gesicht und fühlen Sie, wie sich die Hände anfühlen: Wie fühlt sich mein Gesicht an? Ist die massierende Hand wärmer als die Hand, die massiert wird, oder ist sie kälter? Wird die Massagehand feucht?

Nun kommen wir zum kleinen Finger. Massieren Sie ihn von der Handwurzel zur Spitze und verlängern ihn. Schütteln Sie die Hände gut aus und spüren Sie nach, wie sich Ihre beiden Hände anfühlen. Stellen Sie sich vor, dass sich das linke Handgelenk nach dieser Massage vergrößert. Spüren Sie in das rechte Handgelenk und verbreitern auch dieses.

Nach dem Verbreitern der Handgelenke verbreitern Sie die Handteller und Finger. Sie vergrößern zuerst den kleinen Finger der rechten Hand. Er wird doppelt so breit und lang. Danach verbreitern Sie den kleinen linken Finger. Dann werden an beiden Händen die Ringfinger verbreitert und verlängert. Vielleicht spüren Sie während dieser Übung bereits Ihren kompletten Unterarm.

Anschließend werden beide Mittelfinger verbreitert. Der Handteller wird größer, und es entsteht in Ihrer Vorstellung ein Riesenhandteller, so breit wie bei einem Riesenhandschuh, der mindestens 20 cm breiter ist als der ganze Handteller. Atmen Sie durch diese verbreiterte Handfläche über die Finger zum Mittelfinger nach außen aus.

Im Anschluss kommt auf beiden Seiten der Zeigefinger. Fühlen Sie sie. Gehen Sie von der Handmitte zu beiden Zeigefingern und verbreitern diese.

Zum Schluss kommen die Daumen. Die Daumen werden ganz breit. Verlängern Sie sie und atmen über die verbreiterten Daumen aus. Der verbreiterte Daumen nimmt teilweise Spannungen aus dem Außenohr mit.

Über den Ringfinger, den Mittelfinger und über den Zeigefinger laufen sehr viele Energielinien, die mit dem Tinnitus zu tun haben. Bei den extrem hohen Tönen ist der kleine Finger besonders relevant. Deshalb muss die Verbreiterung des kleinen Fingers länger durchgeführt werden. Atmen Sie ruhig minutenlang bis zu einer halben Stunde über den kleinen Finger aus.

!

Die Massage des kleinen Fingers ist bei extrem hohen Tönen besonders wichtig!

Wenn Sie jetzt merken, dass Sie extrem müde oder entspannt werden, legen Sie sich hin und atmen im Liegen einfach weiter über die verbreiterten Finger aus.

Ich empfehle Ihnen, die Übung an dieser Stelle zu stoppen, und erst einmal nur zu genießen, wie die Hände sich anfühlen. Sie können diese Übung tagelang durchführen, sie ist wunderschön, weil die Hände genau wie die Füße eine Reihe von Reflexzonen im Körper haben (siehe Seite 27). Aus diesem Grund ist die Handmassage auch immer eine gesamte Körpermassage.

Genießen Sie die Übungen und machen Sie in Ruhe in den nächsten Tagen mit der nächsten Lektion weiter.

Lektion 7 – Übungen für den Rücken

Der Rücken ist ausgesprochen wichtig, da in unserer Kultur viele Menschen Beschwerden im Nacken- und Halsbereich sowie im unteren Lendenwirbelbereich haben. Über den Rücken läuft eine Hauptenergielinie der Akupunktur/Akupressur: der Blasenmeridian. Auf diesem Meridian liegen Zuordnungspunkte zu allen inneren Organen.

!

Helfen Sie Ihrem Rücken mit einer Massage an der Türkante.

Wer also möchte, dass seine inneren Organe aktiviert werden, für den ist es wichtig, den Rücken zu massieren. Auch wenn Sie keine Rückenprobleme haben, sollten Sie diese Übung einmal in der Woche durchführen. Aber: Es ist keine Übung für jeden Tag. Auch wer starke Rückenprobleme hat, sollte diese Übung nur alle zwei Tage durchführen, da sie äußerst effektiv ist und mit Bedacht dosiert werden muss.

Sie beginnen mit den Grundübungen wie immer (siehe Lektion 1, Seite 20). Es wird auf jeden Fall eine Fußübung durchgeführt, vom Becken ab wird der ganze Körper nach unten abgeklopft und das Becken wird 3- bis 4-mal hin- und herbewegt, ebenso die Knie. Denn vor allem die Kniebewegung durchschüt-

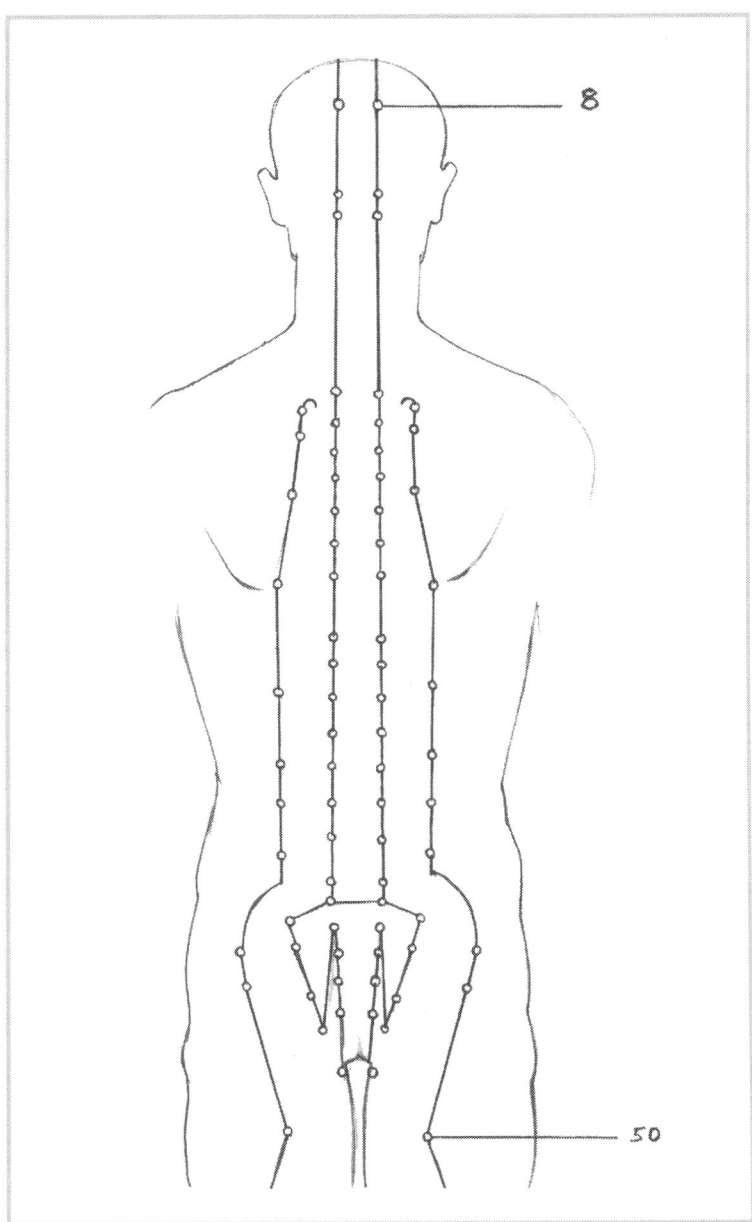

Der Blasenmeridian verläuft über den Rücken. Hier liegen die Zuordnungs- punkte aller inneren Organe; aus diesem Grund ist es wichtig, den Rücken zu massieren.

!

Schütteln ist eine Hauptentspannungsübung bei Mensch und Tier.

telt den ganzen Körper. Da diese Übung so hilfreich und entspannend ist, sollen wir uns eigentlich jeden Tag einmal 5 Minuten lang schütteln.

Machen Sie diese Übung nicht, wenn sie Ihnen von Ihrem Krankengymnasten oder von Ihrem Arzt verboten wurde, weil Sie eventuell Bandscheibenvorfälle oder sonstige Störungen im Knochen-, Bänder- und muskulären System des Körpers haben.

Nachdem Sie den Körper so vorbereitet haben, suchen Sie sich in Ihrem Haus eine Stelle, entweder an Ihrer Tür, wo eine 90°-Kante aus Holz besteht, oder an einem schönen runden Schrank. Es ist wesentlich besser, eine Holztür oder einen Holzschrank zu nehmen als Gegenstände aus Plastik oder Metall.

In einigen Ländern – wie in China – finden wir in Parks oder an Straßenecken oft Massagegeräte für den Rücken. Auch in Deutschland findet man solche Geräte – auf Spielplätzen. Hier sind es Stangen, an denen Sie den Rücken kratzen oder massieren können. Aber passen Sie auf: Nicht jeder versteht diese Übung und beobachtet Sie eventuell skeptisch.

!

Eine Rückenmassage aktiviert die inneren Organe.

Stellen Sie sich ohne Schuhe mit leicht angewinkelten Knien an Ihre Türkante. Die Füße stehen ellenbogenweit auseinander und parallel. Beginnen Sie mit der rechten Gesäßbacke: Drücken Sie die rechte Pobacke leicht gegen die Türkante und massieren Sie diese so, dass ein Wohlschmerz entsteht. Man nennt es einen Wohlschmerz, wenn die Gesäßbacke leicht schmerzt, aber nicht so stark, dass man am liebsten aufhören würde.

Drücken Sie zunächst nur die Gesäßbacke gegen die Türkante, Sie können die Bewegung von oben nach unten oder von rechts nach links durchführen. Machen Sie das in Ihrem eigenen Rhythmus. Danach treten Sie ein Stück vor und schütteln die Beine und die Arme im gewohnten Stil mit Bildern, Bällen oder sonstigen Dingen aus.

Lehnen Sie sich anschließend wieder gegen Ihre Türkante und drücken eine andere Stelle der Gesäßbacke gegen die Kante.

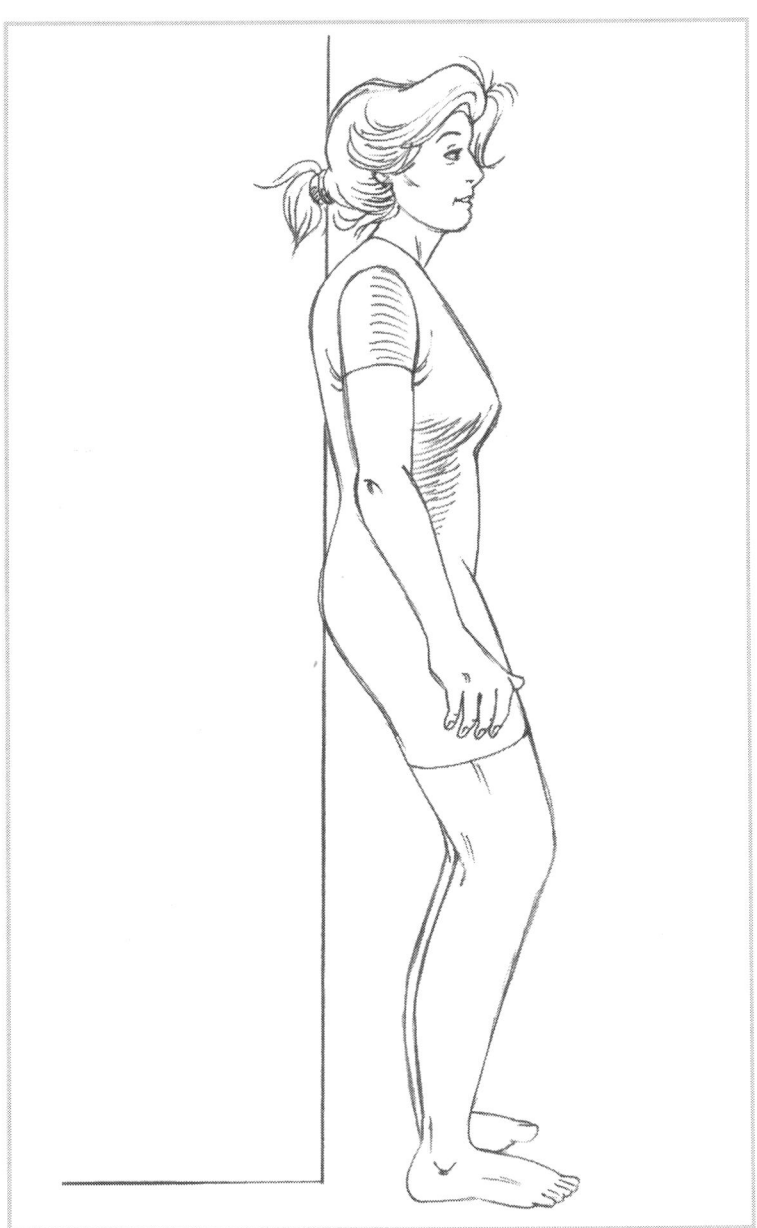

Drücken Sie die rechte Pobacke leicht gegen die Türkante und massieren Sie diese so, dass ein Wohlschmerz entsteht.

!

Das Drücken und Reiben gegen die Türkante ist wohltuend bei Schmerzen am unteren Rücken, am Nacken oder an den Schultern.

Wir erleben seit einigen Jahren bei einigen Kursteilnehmern, dass nach sechs Wochen bis drei Monaten sämtliche Schulter- und Nackenprobleme verschwinden, wenn sie die Übungen für den Rücken regelmäßig machen. Deshalb sollten Sie die Übung 2- bis 3-mal in der Woche durchführen.

Drücken Sie anschließend die Gesäßbacke wieder gegen die Türkante und drücken, reiben oder tun Sie, was auch immer Ihnen angenehm ist. Nach einigen Minuten treten Sie wieder nach vorn und schütteln die Beine und die Füße aus.

Falls Sie unter Schwindel leiden, dürfen Sie diese Übungen allerdings nicht zu lange auf einer Seite machen. Für den Tinnitus ist es gut, die Übungen erst an einer Seite durchzuführen, bei Schwindel sollten Sie jedoch immer beide Seiten gleichzeitig massieren. Das heißt, dass Sie direkt auf die andere Seite überwechseln müssen.

Sie drücken nun den Bereich der Taille gegen die Türkante. Wenn Sie ein Hohlkreuz haben, müssen Sie dort einen leichten Buckel machen. Achten Sie darauf, dass Sie *nie* direkt auf der Wirbelsäule massieren, sondern immer daneben. Drücken Sie dann den langen Rückenstrecker gegen die Tür und massieren ihn.

Massieren Sie wieder 1 bis 2 Minuten, treten nach vorn und schütteln Beine und Füße aus.

!

Entwickeln Sie Ihren eignen Rhythmus für die Übungen.

Danach drücken Sie erneut den langen Rückenstrecker gegen die Türkante. Sie können so 3 bis 5 cm neben der Wirbelsäule massieren, und wenn Sie möchten, auch noch 2 bis 3 cm weiter nach außen. Drücken Sie nicht stärker gegen die Türkante als Ihnen angenehm ist.

Dann schütteln Sie die Beine und Füße wieder aus.

Fühlen Sie jetzt bitte – wie bei allen Übungen –, ob sich etwas verändert hat und ob vielleicht Ihre Fußsohlen wesentlich flacher auf dem Boden stehen. Es macht nichts, wenn das nicht der Fall ist; Ihr Körper benötigt einfach mehr Zeit, um sich zu entspannen.

Gehen Sie anschließend weiter hoch und drücken die Stelle zwischen Wirbelsäule und Schulterblatt gegen die Türkante – wieder im gleichen Dreierschritt: 3-mal drücken im Wohlschmerz, 3-mal ausschütteln. Atmen Sie einmal mit einem Seufzer aus. Der Seufzer fällt, wie immer mit einem „Aaaahh" nach unten oder auch mit einem Wort in Gibberisch (siehe Seite 46).

Schütteln Sie die Arme aus, damit die Spannung, die von den Schultern gelöst wird, auch aus Ihren Händen herausfallen kann. Ihre Finger sind wie offene Blüten, aus denen die Spannung wie Tropfen herausfällt. Die Finger sehen aus wie Blütenblätter, wie Blütenkelche, aus denen etwas herauspurzelt.

Nach diesem Dreierschritt zwischen den Schulterblättern versuchen Sie – soweit es geht –, den Nacken und den Hals an Ihrer Türkante zu massieren, auf keinen Fall jedoch auf den Dornfortsätzen.

Wenn Sie unter starkem Tinnitus leiden, gehen Sie zuerst nur bis zu den Schulterblättern und dann nach frühestens vier bis fünf Wochen weiter hoch zum Nacken. Auch wenn Sie unter starken Nackenverspannungen leiden, entspannen Sie immer erst die Beine, das Gesäß und den unteren Rücken.

Ruhen Sie ein wenig aus, winkeln Sie die Knie an und spüren Sie, wie es sich anfühlt. Wenn die Fußsohle flacher ist, Ihnen mehr Speichel im Mund zusammenläuft und Sie 3- bis 5-mal während der Zeit gegähnt haben, beginnt der ganze Körper zu entspannen.

Gehen Sie jetzt auf die linke Seite und wiederholen die Übung.

Falls Ihr Tinnitus im Liegen nicht allgemein stärker ist, können Sie die Übung auch 15 Minuten liegend und über die verlängerten Zehen ausatmend beenden.

!

Ein schöner Abschluss ist, sich in Ruhe in den Sessel zu setzen und über die Füße und die verlängerten Zehen auszuatmen.

Vorstellungsübungen für den Rücken

Falls Sie die inneren Übungen gern durchführen, können Sie diese noch um eine Übung im Liegen erweitern.

Sie beginnen, zwischen den Schulterblättern um die Wirbelsäule Kreise zu drehen und zwar von dem rechten Schulterblatt nach hinten zum linken Schulterblatt nach vorn. Sie bewegen sich in Kreisformen um Ihre Wirbel herum. Jeden Wirbel, den Sie nicht wahrnehmen, können Sie mit 3 bis 7 Kreisen auf Dauer wieder in das Bewusstsein zurückbringen.

Bei dieser Übung werden die Beckenschale und das Kreuzbein im Becken so gesehen, als ob sie auch Wirbel wären und keine große zusammenhängende Knochenplatte.

Gehen Sie weiter von der rechten Gesäßbacke hinten zur Gesäßfalte, zur linken Gesäßbacke nach vorn. Dann gehen Sie weiter zum Steißbein. Sie verlängern Ihr Steißbein in der Vorstellung wie ein drittes Bein zwischen den Beinen entlang nach unten. Das dritte Bein hört erst ungefähr 40 cm unter Ihren Füßen auf.

!

Diese Übung muss immer von beiden Seiten durchgeführt werden, da wir an der Wirbelsäule rechts- und linksdrehende Energien haben.

Wenn Sie die eine Richtung durchgeführt haben, gehen Sie wieder nach oben zu Ihrem Schulterblatt und beginnen die Drehbewegung von links. Vom linken Schulterblatt nach hinten zur Wirbelsäule, zum rechten Schulterblatt. Führen Sie die Übung genauso intensiv und lang von der linken Seite durch wie vorher von der rechten.

Nehmen Sie jeden Wirbel mit und lassen Sie diese Spirale oder Drehbewegung ruhig 15 cm Durchmesser haben. In den unteren Lendenwirbeln und zum Becken hin kann es ruhig noch weiter werden.

Anschließend fließt der Ausatem am Rücken entlang neben der Wirbelspirale rechts und links nach unten bis zwischen die Füße in die Erde.

Falls Sie die Übung sehr gut beherrschen, die Füße auch wirklich warm sind und Sie einige Wochen geübt haben, können Sie beginnen, diese Übungen auch vom obersten Brustwirbel aus durchzuführen. Machen Sie sie aber nicht, wenn Sie sie nicht ausreichend geübt haben, denn durch die Übungen werden der Energiefluss in Ihrem Körper erhöht und damit möglicherweise auch die Töne verstärkt. Wenn Sie es sich aber zutrauen, können Sie mit dem obersten Brustwirbel beginnen.

Sind die Füße und das Becken offen und fühlt sich der Körper warm an, ist das eine wichtige Übung, um Ängste zu reduzieren. Ängste entstehen immer dadurch, dass der Nacken geschlossen ist. Dadurch steckt zu viel Energie im Kopf, die hin- und herwandert und zu Ängsten führen kann.

Erweiterung des Rückens

Ein weiterer Schritt dieser inneren Übung beginnt unter den Schulterblättern. Beachten Sie, dass zuvor die Grundübungen aus den Lektionen 1 bis 3 immer gemacht werden müssen.

Sie schieben die Wirbelsäule und den Rücken unter den Schulterblättern auseinander, als wäre es eine zweiflügelige Schiebetür: Es entsteht ein großer Raum in Ihrem Rücken.

Ich habe bei Menschen, die sich mit vielen Tinnitus-Übungen schwertaten, erlebt, dass durch diese Übung spontan der Tinnitus komplett verschwunden ist.

Anschließend wird der Bereich der unteren Lendenwirbel sowie das Becken auseinandergeschoben – wie eine Schiebetür. Auch die Beine werden auseinandergeschoben, als wäre dazwischen immer noch Raum. Gehen Sie bis 40 cm unter die Füße und schieben den Raum auch dort auseinander. Erst, wenn Sie das wochenlang geübt haben, gehen Sie zu Ihrem Hinterkopf und schieben den Raum dort auseinander.

Am Anfang hatte ich immer das Gefühl, als hätte ich während der Übung eine Lücke hinten an der Wirbelsäule. Dieses Gefühl entsteht, weil die Wirbelsäule und der Wirbelkanal sehr stark entspannt werden.

!

Diese genialen und einfachen Übungen wurden in China vor 4500 Jahren entwickelt, damit die Bevölkerung gesund bleibt.

Im Anschluss kommt der Hals an die Reihe: Schieben Sie auch ihn auseinander. Danach schieben Sie auch die Schultern und die Schulterblätter auseinander.

Sollte bei dieser Übung ein Druckgefühl im Kopf entstehen, machen Sie die Übung besser nicht, sondern warten, bis die Beine, die Knie und der Unterkörper wesentlich stärker entspannt sind. Wenn ein Druckgefühl entsteht und Sie bereits viel geübt haben, lassen Sie die Kniekehlen sinken und verlängern die Zehen. Dann geht der Druck im Kopf direkt weg.

Führen Sie diese fortgeschrittenen Übungen bitte erst nach frühestens 3 Monaten Üben durch.

Lektion 8 – Übungen für das Gesicht

!

Massieren Sie sich vor Übungsbeginn immer die Hände, schütteln sie aus und legen sie dann in das Gesicht.

Bei den Übungen mit dem Gesicht handelt es sich immer um Ganzkörper-Entspannungsübungen. Wir fühlen uns im Ganzen irritiert, wenn wir einen Schmerz im Gesicht, an den Zähnen, Augen oder an der Nase haben.

Bevor Sie mit der Übung für das Gesicht beginnen, sollten Sie sich immer die Hände massieren: Reiben Sie sie aneinander und schütteln Sie sie aus. Legen Sie dann die Hände einmal in das Gesicht und spüren Sie, wie sich Ihre Hände anfühlen.

Vorstellungsübungen für das Gesicht

!

Lassen Sie ruhig einige Minuten lang Buchstaben der Tastatur aus Ihren Fingern herausfallen.

Schütteln Sie den ganzen Arm und die Schultern aus. Beim Ausschütteln der Arme, Schultern und Hände nehmen Sie auf jeden Fall immer zwischendurch die Schultern hoch. Machen Sie das zur Vorbereitung für die Übung des Gesichts auf beiden Seiten und lassen aus den Händen Formen herausfallen. Sie können auch zur Abwechslung mal Rosen, kleine Sonnen, keine Monde oder – wenn Sie viel geschrieben haben – viele kleine Buchstaben von Ihrer Tastatur herausfallen lassen.

Sie können diese Anfangsübungen noch durch Gibberisch verstärken, sodass Sie sprechen ohne zu sprechen, wie das auf Seite 46 beschrieben ist. Auch diese Übung können Sie überall dort, wo Sie allein sind, durchführen: im Badezimmer, in der Küche während des Kochens, am Computer oder während Sie im Auto sitzen. Gibberisch ist wunderbar in den Alltag zu integrieren. Passen Sie nur auf, dass Sie nicht anfangen, im Bus oder in der Bahn so zu reden! Andere Menschen werden Sie noch nicht verstehen. Vielleicht „gibbern" in 100 Jahren alle Menschen auf dem Heimweg, um sich von den Anstrengungen des Tages zu entspannen.

Legen Sie jetzt Ihre wunderschön entspannten Hände auf das Gesicht und spüren Sie. Fühlen Sie zuerst in Ihre Stirn hinein und machen Sie eine Bestandsaufnahme. Es darf warm sein, kalt sein, es darf verspannt sein. Wenn Sie spüren, dass das Gesicht verspannt ist oder eine Erkältung naht, dann lassen Sie innerlich den Atem am Körper entlang nach unten sinken.

Wenn Sie Spannungen im Gesicht oder in der Kehle bemerken, lassen Sie Ihre Kniekehlen sinken. Immer, wenn Sie Verspannungen im Hals oder in der Kehle haben – das trifft besonders auf Vielsprecher zu –, lassen Sie die Kniekehlen sinken.

> **!**
> Gerade Vielsprecher leiden unter Verspannungen im Hals oder in der Kehle. Das Absinken der Kniekehlen hilft.

Vorstellungsübungen für die Augen

Nachdem Sie in die Stirn hineingefühlt haben, spüren Sie in Ihre Augen und Ihre Augäpfel. Es ist eine wunderschöne Übung, sich vorzustellen, dass die Augäpfel in den Augenhöhlen nicht festsitzen, sondern schweben. Stellen Sie sich Ihre Augäpfel weiterhin als wunderschöne, kleine lichte Fußbälle vor, die so in kleinen Netzen hängen und etwas über dem tatsächlichen Augapfel schweben. Wenn Sie sich das in dieser Form vorstellen können, lassen der ganze Sehapparat, der Sehnerv und auch das Gehirn los und sind entspannt.

> **!**
> Stellen Sie sich die Augäpfel als wunderschöne, kleine, schwebende Fußbälle vor – bei dieser Vorstellung ist das Gehirn entspannt.

Eine weitere sehr schöne Übung für die Augen: Lassen Sie die Augen etwas tiefer in die Augenhöhlen hineinsinken – als wäre der Hintergrund aus Watte. Gleichzeitig atmen Sie an den Schultern, dem Rücken, dem Becken und an den Oberschenkeln nach hinten herunter. Durch diese Übung kann sich viel Spannung in den Augen lösen.

Wenn sich nach der Vorstellungsübung für die Augen Ihr Hals gestaut anfühlt, ist es wichtig, die Knie zu massieren und die Kniekehlen sinken zu lassen, wie in der Übung auf Seite 38.

Sollte Ihnen diese Augenübung zu absurd erscheinen, lassen Sie sie weg und spüren nur in Ihre Augäpfel hinein. Sie nehmen wahr, wie die Augen in den Augenhöhlen liegen, erst auf der rechten Seite, dann in der Mitte und dann auf der linken Seite.

Spüren Sie innerlich Ihre Augenbrauen und gehen einmal von der rechten Augenhöhle zur rechten Augenbraue zur Außenseite des rechten Auges nach unten zum rechten Jochbein, kreuzen über die Nasenwurzel, gehen zur linken Augenbraue, zur linken Augenaußenseite, zum linken Jochbein und wieder hoch zur rechten Augenbraue.

Spüren Sie, wie es sich anfühlt. Danach fühlen Sie in Ihr Jochbein hinein. Oft ist das Jochbein so gestaut, dass unser ganzes Joch, das heißt unsere ganze Last, darin zu liegen scheint. Spüren Sie dort hinein und lassen die Wangenknochen mit ihrer kleinen Muskulatur hinuntersinken, als würden sie wie Teppiche an einer Wand hängen.

> **!**
>
> Das Jochbein heißt nicht umsonst Jochbein.

Stellen Sie sich vor, wie diese sinkenden Wangenknochen gleichzeitig den Unterkiefer mit herunternehmen – als würde das ganze Gesicht herunterfließen wie lauwarme Fangopackungen. Nehmen Sie auch noch die Muskulatur der Ohren mit.

Da Sie Ihre Hände gleichzeitig noch auf dem Gesicht haben, fühlen Sie, dass in der Realität gar nichts wegfließt, sondern alles dort ist, wo es hingehört. Sie visualisieren aber, dass die Spannung sich löst.

Vorstellungsübung für die Ohren

Legen Sie die Hände auf Ihre Ohren und spüren in Ihr rechtes Ohr hinein, spüren in den Gehörgang. Sie spüren das rechte Ohr und stellen sich vor, dass das rechte Ohrläppchen tief auf die Schulter sinkt. Es sinkt immer tiefer die Schulter entlang und von der Schulter nach vorn über die Brust, über das Becken zum Bein und zwischen den Beinen bis unter den Stuhl und mindestens 40 cm in den Fußboden. Sie merken, dass bei dieser Vorstellungsübung die Schulter und die rechte Körperhälfte sich öffnen.

Spüren Sie anschließend in das linke Ohr hinein, spüren das Außenohr, das Innenohr, das Ohrläppchen. Lassen Sie auch das linke Ohrläppchen unter der Hand nach unten sinken auf die Schulter. Von der Schulter rutscht es weiter an der Brust entlang, von der Brust in Ihren Schoß und in der Mitte zwischen den Beinen nach unten durch. Sie können es auch außerhalb der Beine durchfließen lassen. Spüren Sie einfach, was Ihnen lieber ist.

Sie lassen jetzt die Hände an den Ohren und atmen in Ihr Becken ein und atmen an diesen verlängerten Ohren aus. Auch das linke Ohrläppchen reicht mindestens 40 cm in den Fußboden.

Führen Sie diese Übung ruhig bis zu 15 Minuten lang durch. Sie werden merken, dass die Spannungen des Tages weichen.

Falls Sie extrem hohe Töne haben, verlängern Sie jetzt noch alle Finger, wie Sie das in der Lektion auf Seite 59 unten gelernt haben. Wenn die Töne eher tief sind, verlängern Sie alle Zehen.

Atmen Sie an den verlängerten Fingern aus und in das Becken ein. Wenn Sie es sich vorstellen können, dann atmen Sie bis unter die Sitzhöcker ein. Wenn Sie sich nicht so lange konzentrieren können, machen Sie die Übung regelmäßig 5 Minuten lang. Diese Ohrenübung ist für den Abend, da sie so intensiv ist, dass sie möglichst nicht am Arbeitsplatz durchgeführt werden sollte. Für diese extrem wichtige Übung benötigen Sie idealerweise einen Raum, in dem Sie Ruhe haben.

> **!**
> Wenn die Töne extrem sind, ist es gut, die Übungen eine halbe Stunde durchzuführen.

Stellen Sie sich vor,
dass das rechte
Ohrläppchen tief auf
die Schulter sinkt.

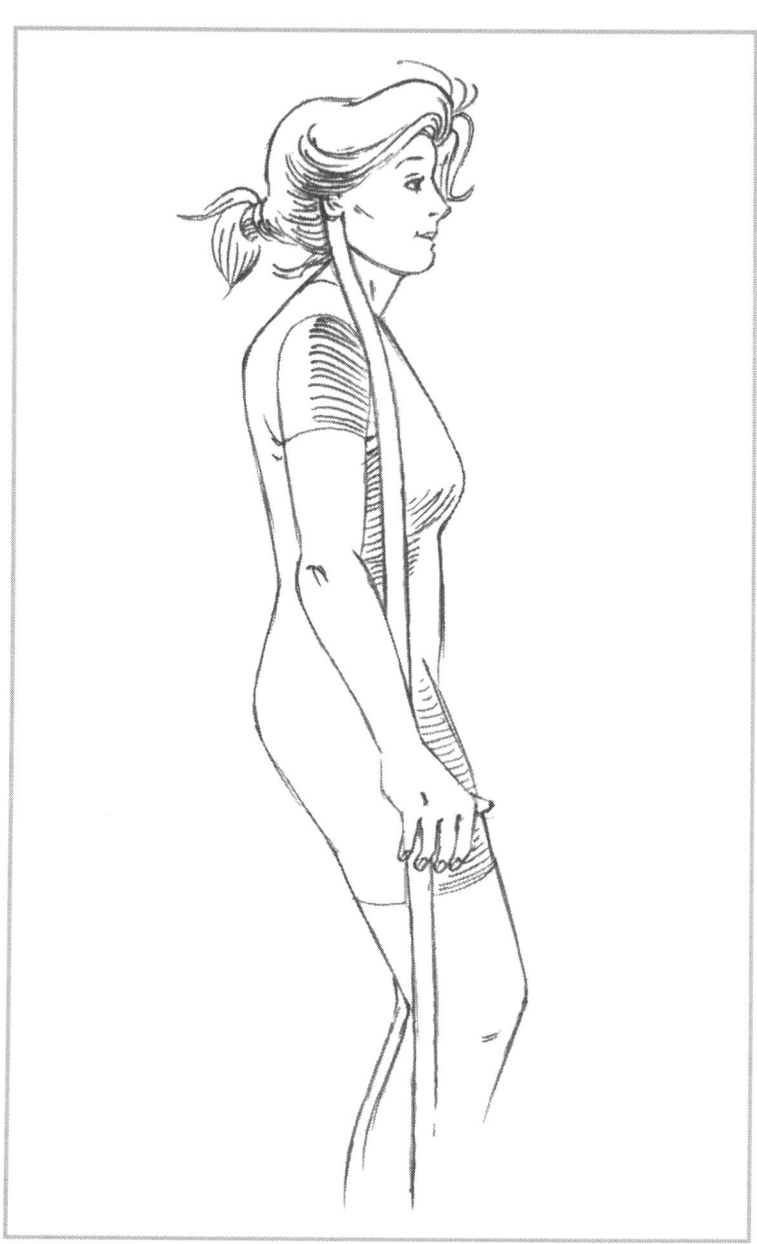

Wollen Sie mit dieser wichtigen inneren Übung aufhören, dann gehen Sie mit der Wahrnehmung weiter durch den Körper. Sie fühlen in die Nase hinein, oben auf die Nase und Sie spüren das Einatmen in Ihren Nasenlöchern. Wenn der Einatem kommt, wird der Atem kalt, wenn der Ausatem geht, ist der Atem warm. Sie spüren den kühlen Einatem bis in Ihre Lunge, bis zum unteren Brustbein und zu Ihrem Zwerchfell und folgen dem Ausatem am ganzen Körper entlang bis über die verlängerten Zehen hinaus.

Führen Sie diese Übung 10-mal durch und gehen Sie dann weiter.

Sie spüren jetzt in Ihre Lippen hinein und in den Bereich unter Ihrer Nase. Der Bereich unter der Nase, unter der Nasen- und der Lippenmitte, ist oft erheblich verspannt. Lassen Sie den Bereich wie bei einer ganz kleinen Ziehharmonika etwas weiter werden und sich wieder zusammenziehen. Dadurch werden der gesamte Unterkiefer und die Oberlippe zu einer Ziehharmonika.

Falls Sie genau hinspüren, merken Sie, dass diese Ziehharmonika viel weiter geht als Ihre Lippen und Ihr Unterkiefer und dass sie auch die Schultern mitnimmt. Die Schultern werden von dieser Ziehharmonika erweitert und ziehen sich wieder zusammen. Auch der Nacken und der Rücken werden davon mitgenommen.

Sie fühlen mit dieser Ziehharmonikabewegung gleichzeitig in Ihren Nacken, in Ihren Hinterkopf, lassen den Hinterkopf etwas weiter werden und sich wieder zusammenziehen.

Wir kennen das Sprichwort „Jemand hat es faustdick hinter den Ohren". Leider macht uns dieses „Faustdick" hinter den Ohren gar nicht pfiffig, sondern es belastet uns stark.

Sie legen jetzt die Hände hinter die Ohren und stellen sich vor, dass eine lauwarme Fangopackung hinter Ihrem rechten Ohr unter der Hand nach unten sinkt, über den Nacken, über die Schulter, über den Rücken, über Ihr Becken, über Ihr Gesäß nach unten und 40 cm in den Fußboden. Sie atmen mit dieser Fangopackung – so wie sie herunterrutscht – zusammen aus.

! Diese Übung ist ideal, um abends den Stress zu lösen.

! Hinter den Ohren sind oft große Spannungen.

Falls Sie unter Schwindel leiden, lassen Sie beide Seiten gleichzeitig rutschen, ansonsten rutscht jetzt noch die linke Seite.

Anschließend spüren Sie in die Hand hinter Ihrem linken Ohr. Unter der Hand rutscht die Fangopackung über den Nacken, die Schulter, den Rücken, über Ihr Becken, über Ihr Gesäß nach unten und 40 cm in den Fußboden.

Sie können diese Fangopackung an den Beinen und unter den Füßen etwas verbreitern. Sie merken, dass die Beine und Füße dadurch stabiler und selbstsicherer werden. Sie werden wie ein Stehaufmännchen, das das Gewicht unter den Füßen hat, und eigentlich kann Ihnen nichts mehr etwas anhaben. Außerdem kommt langsam die Kraft wieder, wenn der Rücken breiter wird.

Sie legen jetzt die Hände auf Ihren unteren Bauch, atmen ein, lassen den gesamten Ausatem vom Kopf vorn und hinten an Brust, Rücken und dem ganzen Körper nach unten fließen. Genießen Sie diese wohltuende Entspannung, gähnen Sie dabei, spüren Sie die langsam feucht werdenden Augen, spüren Sie, wie die Schultern nach unten sacken.

Eventuell fängt Ihre Nase an zu tropfen – ein gutes Zeichen, da der Tinnitus gelegentlich mit versteckten Stirnhöhlenentzündungen zusammen auftritt. Leider sind diese versteckten Entzündungen nicht diagnostizierbar und nicht im Ultraschall sichtbar. Durch diese Übungen fängt die Nase oft an zu fließen. Nehmen Sie dann kein Spray, sondern nur Mittel, die den Fluss erhöhen und nicht unterbrechen.

Die äußeren Gesichtsübungen

Nicht jeder von Ihnen ist in der Lage, diese inneren Übungen durchzuführen. Manche finden sie sehr befremdlich, für andere sind sie nicht vorstellbar. Machen Sie sich deshalb keine Sorgen: Ihre Entwicklung schreitet voran. Mit der Zeit, wenn Ihre rechte Gehirnhälfte wieder anfängt mitzuarbeiten, können Sie sich auch wieder Bilder vorstellen, werden Sie diesen Fantasie- und

!

Nach der Entspannung begleitet uns oft Müdigkeit. Mit dieser Übung kommen die Lebendigkeit und die Kraft wieder.

Innenraumreisen folgen können. Das ist auch ein Zeichen von Gesundung.

Wenn es extrem schwierig für Sie ist oder Sie im Augenblick gar keine Lust haben, diese Übungen zu machen, dann führen Sie die einfachen Massageübungen für das Gesicht durch (siehe Seite 93).

Eine der Hauptübungen ist „Das Suchen nach der Weihnachtsgans im Mund". Bestimmt kennen Sie folgende Situation: Sie haben etwas Leckeres gegessen und irgendwo zwischen den Zähnen hängt ein Stückchen Fleisch, das uns noch drei Stunden nach dem Essen beschäftigt, sofern wir keinen Zahnstocher zur Hand haben. Stellen Sie sich diese Situation bei der nachfolgenden Übung vor.

Beginnen Sie mit der Zunge im äußeren Mund, das heißt zwischen den oberen Zähnen und der Lippe, die Reste der Weihnachtsgans zu suchen.

Immer wieder, wenn Sie über einige der Zähne mit der Zunge oder über die Außenseite Ihres inneren Mundes gestrichen sind, setzen Sie sich etwas vorn übergebeugt und spucken Stücke, Würfel, Reste vor Ihrem geistigen Auge aus. Das heißt allerdings nicht, dass Sie wirklich auf den Boden spucken sollen. Wenn Sie das gern möchten, nehmen Sie ein Taschentuch und spucken hinein, ansonsten stellen Sie sich die imaginären Würfel, die Sie sonst aus den Händen ausschütteln, vor und spucken diese aus.

Suchen Sie anschließend die obere Lippe von innen ab. Machen Sie das 4- bis 10-mal und fühlen Sie dann, wie sich Ihre Oberlippe anfühlt. Vielleicht spüren Sie seit Jahren das erste Mal, dass Sie eine Oberlippe haben.

Führen Sie die Übungen genauso durch, wie ich Sie anleite, erst die Oberlippe, dann Nachspüren, dann die Unterlippe. Sonst fühlen Sie gar nicht, was diese absolut sanften und doch so intensiven Übungen wirklich für Sie tun – den Mund und den Kiefer entspannen.

Gehen Sie nun an die Unterlippe und suchen zwischen Mundaußenseite und Zähnen nach den Essensresten. Immer wenn die Zunge sich angestrengt fühlt – das kann sich so anfühlen, als ob die Zunge Muskelkater hat –, spucken Sie wieder imaginäre Stücke, Brocken, Würfel vor sich aus.

Nachdem Sie das ungefähr 10-mal gemacht haben, spüren Sie nach: Wie fühlt sich meine Unterlippe an?

!

Die Unterlippe sollte auf Dauer wieder weit und weich werden.

Beobachten Sie einmal auf der Straße, wie viele Menschen Lippen haben, die einem Strich gleichen. Kein Säugling kommt mit einem Strich als Mund auf die Welt. Wir pressen die Lippen zusammen, wenn wir angestrengt sind, wenn wir nicht fühlen können, wenn wir nicht weiter wissen, wenn wir resigniert sind.

Machen Sie ein Foto von sich und stellen Sie sicher, dass Ihr Mund wieder ganz locker und weit wird. Schauen Sie auf einem alten Foto nach, wie Ihr Mund mit 18 Jahren war. Normalerweise sind die Lippen zu dem Zeitpunkt weit und offen und freuen sich auf das Leben.

!

Bewegen Sie die Zunge so, als würden Sie sie ausschütteln.

Gehen Sie jetzt mit der Zunge an den oberen Gaumen und versuchen, so weit wie möglich nach hinten zu kommen. Fühlen Sie den Zahnrand und machen Sie ungefähr 10-mal die gleiche Übung mit dem inneren Mund. Falls das zu anstrengend ist, machen Sie die Übung nur 5-mal. Spucken Sie anschließend wieder aus und fühlen wieder hinein.

Die Zunge wird dadurch wieder weich und weit. Eine spitze, kalte Zunge ist extrem schlecht für unseren gesamten Zustand. Eine entspannte Zunge symbolisiert ein entspanntes Gehirn. Es ist wichtig, dass unser Gehirn entspannt und locker ist. Dann wird es gut durchblutet, dann kann es denken, dann kann es behalten.

Diese Übung ist besonders wichtig, wenn Sie Wortfindungs- oder Erinnerungsstörungen haben und Ihnen Ereignisse, Personen oder Worte nicht (mehr) einfallen.

Fangen Sie anschließend mit den Lockerungsübungen für das Gehirn und den Nacken an. Führen Sie genau die gleichen Übungen im Unterkiefer durch. Spüren Sie – so gut es geht – den ganzen Innenraum des Mundes und schütteln Sie die Zunge aus. Sie werden bald das Gefühl haben, als hätten Sie große und starke Lippen.

Wenn Sie den Mund so erweitert haben, legen Sie eine Hand auf den Unterleib und beginnen, mit der Handschale auszuatmen. Sie können auch die Handschale bis zum Mund führen, und in der Vorstellung drückt der Ausatem die Handschale herunter.

Nehmen Sie jetzt Ihre Hände und massieren liebevoll Ihr Gesicht, vom rechten Kiefer bis zu Ihrem linken Kiefer. Bleiben Sie länger unterhalb der Unterlippe, weil der Bereich des Kinns oft äußerst verspannt ist.

Eine meiner täglichen Lieblingsübungen ist, in den Bereich unter der Unterlippe zu fühlen. Dort läuft eine große Energielinie. Wenn ich diesen Bereich gelockert habe, spüre ich oft, dass die Finger warm werden und zu kribbeln beginnen. Der Rücken wird ebenfalls warm, weil dieser Punkt den ganzen Körper miteinander verbindet.

Jetzt kommt der Nacken in unser Bewusstsein.

Wir nehmen die rechte Hand und streicheln zart unter dem rechten Ohr, an der Nackenmuskulatur und dem prominenten Wirbel entlang. Der prominente Wirbel ist der Wirbel, der so leicht erhaben am Ansatz vom Hals zum Oberkörper ist. Massieren Sie liebevoll mit der rechten Hand hinten den Nacken, den Haaransatz mit kleinen kreisenden Bewegungen bis zur Schulter, schütteln Sie dann die Hand aus und fühlen der Wirkung nach.

Sie nehmen die linke Hand und streicheln auch den Raum unter dem linken Ohr entlang, die Nackenmuskulatur und den prominenten Wirbel entlang. Dann massieren Sie liebevoll mit der linken Hand den Haaransatz und den ganzen Nacken bis zur

!

Massieren Sie, so weit Sie kommen – aber ganz sanft und zart, ohne jede Kraft.

!

Eine Gesichtsmassage von Ihrem Partner oder für Ihren Partner ist ein wunderschöner Liebesdienst.

linken Schulter. Schütteln Sie danach die linke Hand aus und spüren nach.

Wenn Sie merken, dass der Bereich sehr verspannt ist, sollten Sie die Türübung für den Rücken durchführen (siehe Seite 78).

Nachdem Sie jetzt einige Minuten lang Nacken und Schultern massiert haben, setzen Sie sich gemütlich in Ihren Stuhl, atmen in Ihr Becken ein und über die Füße aus. Sie können es mit oder ohne Handschale durchführen.

Sobald Sie den Unterkiefer massiert haben und merken, dass er warm und geschmeidig ist, können Sie weitergehen zu den Jochbeinen.

Die Übungen mit dem „doofen Blick" (siehe Seite 38) helfen immer wieder, den Unterkiefer zu entspannen. Achten Sie darauf, dass der Mund dabei leicht geöffnet ist. Falls er nicht allein geöffnet bleibt, legen Sie die Zunge auf die untere Zahnreihe und halten Sie den Mund durch den „doofen Blick" offen.

Nehmen Sie die rechte Hand und massieren vom rechten Ohr sehr zart über das Jochbein, über den rechten Nasenflügel, über den Nasenrücken, über den linken Nasenflügel zum linken Jochbein und spüren in den Körper hinein. Schütteln Sie die Hand aus.

Führen Sie das ungefähr 2 bis 3 Minuten mit der rechten Hand durch und anschließend mit der linken Hand: vom linken Ohr über das Jochbein, über den linken Nasenflügel, über den Nasenrücken, über den rechten Nasenflügel, über das rechte Jochbein bis zum rechten Ohr.

Schütteln Sie immer wieder die Hände aus. Die Hände können sich bei dieser Übung extrem belastet und angespannt anfühlen, denn es ist erstaunlich, wie viel Spannung sich in einem Gesicht sammelt.

Nun legen Sie die Handflächen auf die Augen und spüren in die Augen hinein. Falls Sie die inneren Übungen für die Augen durchgeführt haben, sind die Augen schon wunderbar entspannt.

Falls nicht, braucht Sie das nicht zu beunruhigen, weil durch die nachfolgende Massage die Augenentspannung ebenso deutlich fühlbar wird.

Nehmen Sie den rechten Mittel- und Zeigefinger und massieren in ganz kleinen rotierenden Bewegungen vom rechten Augenwinkel über das rechte Jochbein bis zur Außenseite des rechten Auges. Schütteln Sie die rechte Hand aus und massieren anschließend mit kleinen rotierenden Bewegungen vom Augenbrauenansatz über die rechte Augenbraue bis hin zur Augenaußenseite und zur Schläfe.

Massieren Sie etwas die Schläfe hinunter, als hätten Sie Koteletten bis auf die Brust. Atmen Sie dann an diesen Koteletten entlang aus. Führen Sie diese leichte Augenmassage 5- bis 7-mal durch. Gehen Sie beim fünften oder sechsten Mal mit der Hand auch über die rechte Stirnseite. Schütteln Sie die rechte Hand aus und spüren Sie: Wie fühlt sich das rechte Auge an, ist es anders und bewusster als das linke Auge? Spüren Sie den Unterschied.

Atmen Sie mit der Handschale aus und genießen Sie den Unterschied.

> **!**
>
> Die Verlängerungsübungen helfen immer, die Spannung aus dem Körper loszulassen.

Dann schütteln Sie Ihre linke Hand aus und führen die gleiche Massage mit der linken Hand durch: Vom linken Augenwinkel über das linke Jochbein bis zur Außenseite des linken Auges.

Schütteln Sie die linke Hand aus und massieren Sie weiter vom linken Augenbrauenansatz über die linke Augenbraue bis hin zur Augenaußenseite und zur linken Schläfe, weiter über die linke Schläfe hinunter bis zur Brust. Atmen Sie dann an der linken Kotelette entlang aus.

Führen Sie die Übung 5- bis 7-mal durch. Beim fünften oder sechsten Mal beziehen Sie die linke Stirnhälfte mit ein. Schütteln Sie die linke Hand aus und konzentrieren sich darauf, wie sich das linke Auge anfühlt.

Atmen Sie mit der Handschale aus, immer wieder, dabei löst sich viel Spannung vom Zwerchfell. Deshalb ist es wichtig, dass

Sie den Ausatem wie ein seidenes Tuch in lichtgelb über sich fließen lassen.

Spüren Sie, dass jetzt das ganze Gesicht lebendig und wach ist.
Das ist eine wunderschöne Übung zum Wachwerden der Augen.

Zum Abschluss dieser Gesichtsübung fahren Sie sich mit den
Fingern durch die Haare, als würden Sie etwas herausziehen, und
schütteln dann die Hände aus. Die Haare können ruhig in allen
Himmelsrichtungen stehen. Vielleicht machen Sie die Übung
nicht gerade vor einem wichtigen Geschäftsbesuch.

Lektion 9 – Übungen für die Beine

!

Ein Großteil der
Spannungen, die
zum Tinnitus
führen, sitzt im
Becken und in den
Beinen.

Ein Großteil der Spannungen, die zum Tinnitus führen, sitzt im
Becken und in den Beinen. Aus diesem Grund ist es sehr wichtig,
die Beine zu öffnen. Die meisten Übungen, die Sie in der Tinnitus-Atemtherapie durchführen, gehen immer vom Kopf zu den
Füßen oder vom Becken zu den Füßen.

Der Tinnitus wird dadurch verursacht, dass wir die Körper-
kräfte (das *Chi*, siehe Seite 37) nach oben stauen, dass wir die
Muskeln und Bänder nach oben ziehen und dass unsere Kultur
immer die Bewegungen nach oben bevorzugt. Ein Grund dafür
liegt unter anderem darin, dass wir hauptsächlich denken und
nur noch sehr wenig gehen und uns bewegen. Wenn Sie einen
überwiegend sitzenden Beruf ausüben, sollten Sie als Hobby eine
bewegende Tätigkeit als Ausgleich wählen, das heißt, es tut Ihnen gut, wenn Sie wandern, spazieren gehen, mit dem Fahrrad
fahren, schwimmen oder vielleicht etwas Muskeltraining machen. Jeder Mensch sollte sich mindestens 3-mal in der Woche
eine halbe Stunde bewegen. Schaffen Sie sich einen Hometrainer
an, vielleicht mit einem Fernseher im Raum, sodass Sie sich hin
und wieder eine halbe Stunde am Tag und vor allem auch im
Winter bewegen können.

!

Bewegen Sie sich
jeden Tag mindes-
tens eine halbe
Stunde – vor allem,
wenn Sie einen
sitzenden Beruf
haben.

Übungen für die Beininnenseite

Die Übungen für die Innenseiten der Beine sind bei allen Tinnitus-Betroffenen nur von den oberen Beinen bis zu den Füßen nach unten durchzuführen. Für alle, die zusätzlich an einem Venenrückstau oder an Herzbeschwerden oder auch unter Atemnot leiden oder zu extremer Schwäche neigen, ist es wichtig, die Übungen von den Füßen an den Innenseiten nach oben durchzuführen, da die Übungen den Rückfluss des Blutes nach oben unterstützen. Auch wenn Sie tagsüber sehr lange stehen oder viel gehen müssen, sind die Übungen von den Füßen nach oben auszuführen.

Nachfolgende Übungsanleitungen sind für den „reinen" Tinnitus-Betroffenen, der ansonsten keine Beschwerden hat.

Stellen Sie sich in die Mitte des Raumes und schütteln die Beine aus. Wie immer bewegen Sie die Knie rechts und links abwechselnd nach vorn und nach hinten. Legen Sie dabei die Hände an die Oberschenkel. Die Oberschenkel sollten auf Dauer so locker sein, dass die Oberschenkel einfach wackeln.

Wenn Sie die Beine geschüttelt haben, setzen Sie sich hin und legen Ihre rechte Hand oben an die Innenseite des rechten Oberschenkels. Ist Ihre Innenseite warm oder ist sie kühl? Nehmen Sie wahr, ob die Innenseite schwitzt oder ob sie trocken ist.

Massieren Sie langsam und zart mit der rechten Hand mit leicht drückenden Bewegungen vom Oberschenkel innen hinunter bis zum Knie. Wenn Sie am Knie sind, massieren Sie das ganze Knie ausdauernd mit kleinen rhythmischen Bewegungen, die Innenseite, die Außenseite, überall. Schütteln Sie immer wieder zwischendurch die Hände aus.

!

Sanftes Massieren löst mehr Spannung als kräftiges.

Beim Ausschütteln der Hände sind Ihrer Fantasie keine Grenzen gesetzt – Sie können schütteln, was Sie wollen: Es kann der Nachbar sein, es kann der Hund vom Nachbarn sein, es kann aber auch die Gartenarbeit sein, die ruft und die Sie gar nicht gern machen wollen.

Wenn Sie ungefähr 2 bis 3 Minuten das Knie massiert haben, gehen Sie langsam auf der Innenseite der Wade nach unten. Schütteln Sie die Hände immer wieder aus.

Jetzt gehen Sie langsam über den Innenknöchel bis zum Innenfuß, bis zum Zeh. Dann ziehen Sie den großen Zeh lang und stellen sich vor, dass alle Zehen verlängert werden.

Schütteln Sie die Hand wieder aus, führen Sie die Übung bitte auch mit dem „doofen Blick" durch (siehe Seite 38). Sie können bei allen Übungen die Zunge auf die Zähne legen, damit sich der Nacken entspannt. Spüren Sie, wie sich Ihre Beine anfühlen. Wenn jetzt ein Schweregefühl im Körper entsteht, streichen Sie von der Fußinnenseite über den Innenknöchel zum Knie und weiter bis zur Innenseite des Oberschenkels. Streichen Sie zwischen 2- und 12-mal die Energie hoch.

Stellen Sie sich vor, dass alle Zehen verlängert werden.

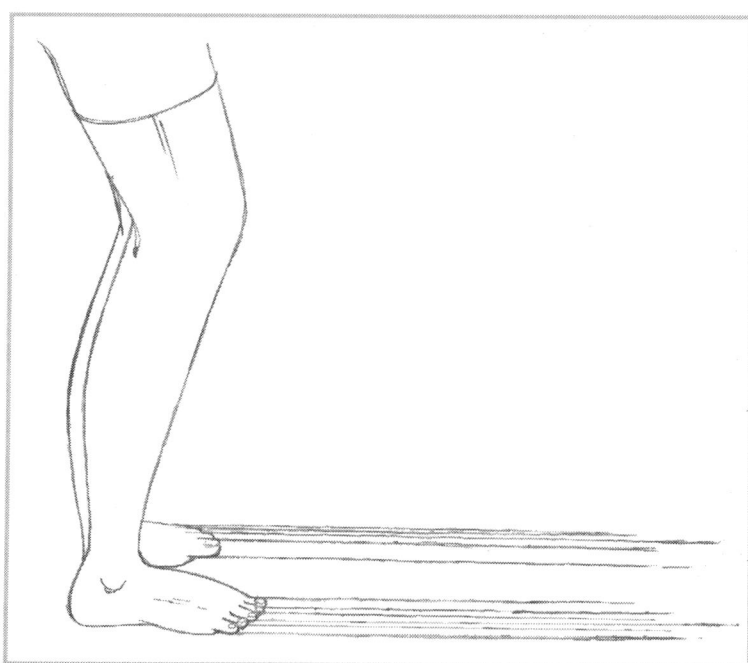

Wie ist der Unterschied? Ist das eine Bein dicker, ist das nicht behandelte Bein dünner, ist es wärmer, fühlt es sich leichter an, fühlt es sich schwerer an? Fühlen Sie einfach den Unterschied. Vielleicht gibt es keinen Unterschied, aber Sie wissen ja schon, der kommt auf Dauer durch das Üben.

Wiederholen Sie genau den gleichen Vorgang. Sie nehmen das linke Bein und massieren die Innenseite des Oberschenkels. Oft sind an den Innenseiten des Oberschenkels Verspannungen. Vielleicht gibt die Lockerung des Oberschenkels Ihnen ein warmes Gefühl in der Blase, sodass Sie den Drang verspüren, Wasser zu lassen.

Eine warme Blase reduziert Ängste.

Wenn Sie Angst im Dunkeln haben, nicht gern abends allein nach draußen gehen, Angst vor allen Dingen haben, die Sie in der Zeitung lesen oder im Fernsehen sehen, ist es hilfreich, die Spannungen in den Innenseiten der Oberschenkel zu lösen, weil die Ängste sich auch damit reduzieren. Wenn Sie jetzt bei der Wiederholung am Knie angekommen sind, legen Sie die Hand wieder auf das Knie, massieren das Knie länger und schütteln dann die Hände aus.

Das Knieauge

Legen Sie nun von rechts außen die Finger unter die Kniescheibe und massieren eine Zeit lang den Punkt in der Mitte unter dem Knie.

Spüren Sie in die Stelle unter dem Knie und halten Sie den Punkt unter dem Knie eine Zeit lang fest. Danach nehmen Sie die freie linke Hand und führen damit die Ausatmung mit der Handschale durch. Diesmal lassen Sie den Atem von der Handschale nicht über die Füße herauslaufen. Stellen Sie sich vor, der Ausatem würde im Inneren des Körpers nach unten zum Becken sinken, zu Ihrer Leiste, durch Ihre Oberschenkel, und unter dem Knie wäre ein großes rundes Auge. Daraus fließt der Ausatem heraus.

!

Diese Übung ist wichtig, falls Sie neben dem Tinnitus unter Magenstörungen leiden.

Diese Übung ist wichtig, falls Ihr Tinnitus mit Magenstörungen einhergeht. Das kann hin und wieder saures Aufstoßen sein, oder Sie mögen bestimmte Speisen nicht mehr. Vielleicht bekommen Sie Beschwerden, wenn Sie zu lange nichts gegessen haben, oder der Magen fühlt sich immer überfüllt an. Atmen Sie ruhig 10- bis 20-mal aus diesem Knieauge heraus aus.

Schütteln Sie beide Hände aus und gehen Sie mit der rechten Hand die Innenseite des Beins an der Wade weiter herunter zum Fuß, ziehen den großen und den zweiten großen Zeh länger, verlängern die beiden Zehen und lassen alle anderen Zehen mitwachsen.

Jetzt legen Sie Ihre linke Hand oben an die Innenseite des linken Oberschenkels. Fühlen Sie, wie sich die Innenseite anfühlt.

Massieren Sie anschließend langsam und zart mit der linken Hand mit leicht drückenden Bewegungen vom Oberschenkel innen hinunter bis zum Knie. Wenn Sie am Knie sind, massieren Sie das ganze Knie ausdauernd, mit kleinen rhythmischen Bewegungen an der Innenseite, der Außenseite, überall. Schütteln Sie immer wieder zwischendurch die Hände aus.

Nachdem Sie ungefähr 2 bis 3 Minuten das Knie massiert haben, gehen Sie langsam auf der Innenseite der Wade nach unten.

Schütteln Sie die Hände immer wieder aus und gehen Sie langsam über den Innenknöchel bis zum Innenfuß, bis zum Zeh. Dann ziehen Sie den dicken Zeh lang und stellen sich vor, dass alle Zehen verlängert werden. Schütteln Sie jetzt wieder die Hände aus. Setzen Sie das linke Bein neben das rechte und spüren Sie nach, ob ein Unterschied zwischen den Beinen besteht.

Wiederholen Sie die Massage von der Innenseite des linken Oberschenkels bis zum Knie.

Wenn Sie am Knie angekommen sind, massieren Sie das Knie länger. Legen Sie anschließend von links außen die Finger unter das linke Knie, massieren Sie den Punkt in der Mitte des Knies, spüren Sie hinein und halten ihn fest.

Danach nehmen Sie die freie rechte Hand und führen damit die Ausatmung mit der Handschale durch. Wieder lassen Sie den Atem von der Handschale nicht über die Füße herauslaufen, sondern Sie stellen sich vor, der Ausatem würde im Inneren des Körpers nach unten zum Becken, zu Ihrer Leiste, durch Ihren Oberschenkel sinken, und unter dem Knie wäre ein großes rundes Auge, aus dem der Ausatem herausfließt. Atmen Sie 10- bis 20-mal aus diesem Knieauge aus.

Schütteln Sie beide Hände aus und gehen Sie die Innenseite des Beins an der Wade weiter herunter zum Fuß, ziehen den großen und den zweiten großen Zeh länger, verlängern die beiden Zehen und lassen alle anderen Zehen mitwachsen.

Jetzt stellen Sie sich wieder hin, schütteln Hände und Beine kurz aus und fühlen in beide Beine.

Vergessen Sie nicht, falls sich die Beine schwer anfühlen, dass Sie zwischen 2- und 12-mal in der Innenseite der Beine vom Innenknöchel bis zum Oberschenkel hochstreichen.

Verwurzelung der Fußsohlen

Falls sich die Beine nicht schwer anfühlen, verwurzeln Sie jetzt die Füße an der gesamten Fußsohle nach unten und zwar so, als ob überall viele kleine Würzelchen an Ihren Fußsohlen wären. Lassen Sie die Wurzeln wachsen, am Anfang können das 5 cm sein, später 50 cm.

Ich hatte eine nette Dame in meiner Praxis, die ließ immer die Wurzeln bis Australien wachsen und ging die Kängurus besuchen. Es entstand dabei ein unglaublicher Erfolg der Entspannung der Füße.

Greifen Sie im Stehen nach hinten und massieren Ihre Gesäßbacken. Erst die rechte von der Gesäßbacke her bis hin zum Oberschenkel. Immer wieder die Hände ausschütteln, da in den Gesäßfalten und -backen oft viel Spannung sitzt.

!

Wenn die Füße entspannt sind, fühlt sich der ganze Körper frischer, weil die Reflexzonen der Füße mit dem gesamten Körper korrespondieren.

!

Oft hört mit dieser Massage der Gesäßbacken die Kälte im Rücken und im Becken auf.

Führen Sie diese Massage auch an der anderen Seite durch. Die linke Hand massiert die linke Gesäßfalte, die Gesäßbacke bis zur Innenseite des linken Oberschenkels. Danach schütteln Sie die Hände aus.

Schütteln Sie alte Erinnerungen aus. Manche von uns wurden noch geschlagen. Schütteln Sie diese Schläge aus, schütteln Sie andere schwierige Situationen aus – vielleicht sind Sie ja früher einmal auf das Steißbein gefallen.

Nehmen Sie anschließend die rechte Hand vor Ihr Gesicht und legen die linke auf Ihren Unterleib. Atmen Sie mit der Handschale aus bis unter die Füße zu den Wurzeln. Meistens sinken dabei die Schultern nach unten – eine positive Reaktion. Eigentlich müsste sich nun die Flüssigkeitsmenge im Mund erhöhen und – je nachdem – können auch die Augen tränen. Das ist ein Zeichen dafür, dass Ihr Hautwiderstand sinkt.

Die Haut zieht sich im Stress zusammen und erhöht den Widerstand, Flüssigkeit und Wärme durchzulassen. Wenn Sie diese Übungen machen, reduziert sich dieser sogenannte Hautwiderstand und Ihre Schleimhäute transportieren wieder mehr Flüssigkeit. Das ist ein sehr angenehmer Nebeneffekt, da viele Menschen ab 45 Jahren unangenehm trockene Schleimhäute haben.

Bleiben Sie jetzt stehen und erweitern die Übung. Die Übung mit den verlängerten Fingern steht in Lektion 4 auf Seite 60. Sie lassen dafür alle Finger länger werden und atmen dann in Ihr Becken ein, atmen über die Schultern zu den verlängerten Fingern, zu den Beinen aus. Verlängern Sie auch die Zehen.

Diese Übungssequenz ist sehr angenehm, wenn Sie die Grundlagen der Lektionen 1 bis 3 geübt haben. Nehmen Sie solche Kurzsequenzen und fügen Sie sie zu Ihren Übungssequenzen hinzu. Wenn Ihnen einzelne Übungen geholfen haben, den Tinnitus abzusenken, müssen Sie diese Übungen immer wieder durchführen. Die anderen sind nur Zusatzübungen, um die Spannungen im Körper weiter zu lösen.

!

Wenn Ihnen einzelne Übungen helfen, den Tinnitus abzusenken, wiederholen Sie diese Übungen immer wieder.

Lektion 10 – Massage der Achillessehne

Es gibt etwa 20 Übungen, von denen nur eine oder wenige Übungen helfen, den Tinnitus zu überwinden. Ich sage zwar immer, dass 5 Minuten tägliches Üben reichen, aber diese 5 Minuten sind die sogenannten Einstiegs-5-Minuten.

Es hat sich bewährt, wenn Tinnitus-Betroffene die Übungen in ihren Alltag eingebaut haben. Sie können beispielsweise mit den verlängerten Zehen oder den verlängerten Fingern Geschäftsgespräche führen oder während solcher Gespräche das Ausatmen über den Körper nach unten durchführen – allerdings wird dann keine Handschale benutzt.

Wenn Sie es schaffen, 5 Minuten konzentriert zu üben und die Übungen in den Alltag zu integrieren, dann haben Sie gute Chancen, Ihren Tinnitus zu bewältigen. Es gibt natürlich auch Betroffene, die 5-mal am Tag 30 Minuten oder sogar 5 Stunden am Tag üben. Wichtig ist nur, dass Sie Ihr eigenes Maß finden.

Sie müssen selbst herausfinden, wie lang Ihre Übungszeit sein muss. Das Einzige, was Sie nicht dürfen: Massieren Sie sich nicht 5 Stunden am Tag selbst – das würde die Muskeln entzünden.

Die inneren Übungen können Sie ohne Zeitlimit durchführen, da Sie nur Ihren gesamten Energiekörper wieder in Balance bringen.

Eine seit vielen Jahren wichtige Übung ist die Massage der Achillessehne. Bevor Sie diese Sehne massieren, setzen Sie sich und legen den rechten Fuß auf das linke Bein. Bewegen Sie Ihr Fußgelenk und spüren, ob das Fußgelenk beweglich ist oder nicht.

Beginnen Sie auf der rechten Seite. Wenn Sie das Fußgelenk einige Male hin- und herbewegt haben, nehmen Sie den Fuß in die Hand und machen diese Bewegung nicht vom Fuß, sondern von der Hand her und bewegen ganz sanft und wenig das linke Fußgelenk.

!

Damit alles Belastende wirklich abgeschüttelt werden kann, wird die Vorstellung von Bildern benötigt.

Lassen Sie immer wieder den Fuß los und schütteln Sie die Hände aus. Schütteln Sie beispielsweise Musiknoten aus. Oder, wenn Sie in einer Bank arbeiten, schütteln Sie Kunden aus und stellen sich vor, dass Sie alles, was Sie belastet, von sich schütteln können.

Da Sie nicht denken können, „alles, was mich belastet, schüttle ich weg", müssen Sie den Gedanken in Bilder verpacken: „Ich schüttle die Schwiegermutter aus", „Ich schüttle die alte Nachbarin aus, die mir immer alles erzählen will", „Ich schüttle den Freund aus, der ständig Probleme hat" und was Ihnen sonst noch einfallen mag.

Eine wichtige Übung ist die Massage der Achillessehne.

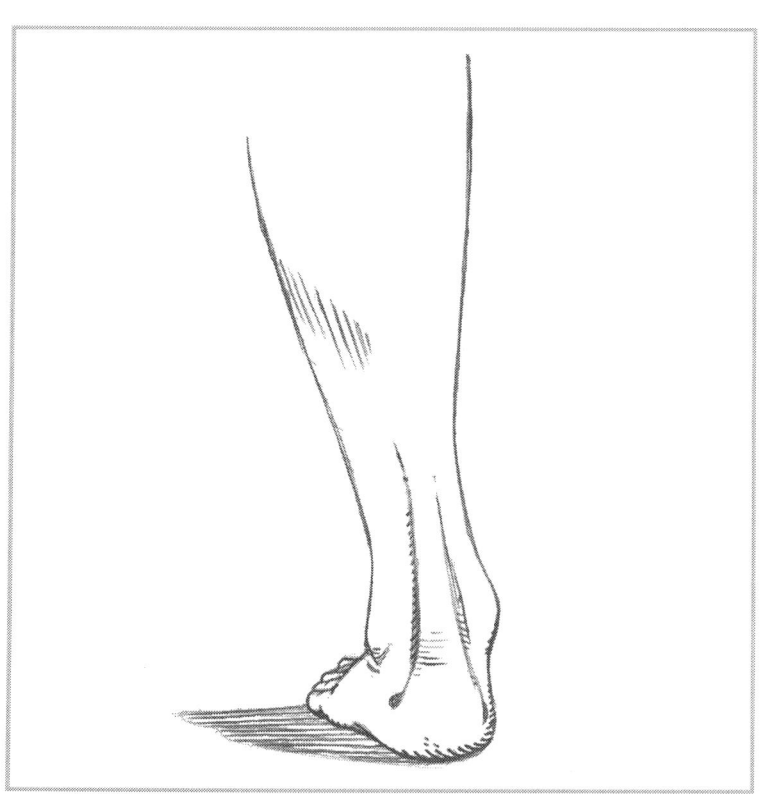

Nachdem Sie einige Male das rechte Fußgelenk sehr sanft wenige Zentimeter bewegt und Ihre Hände ausgeschüttelt haben, gehen Sie zur Hälfte Ihrer rechten Wade und massieren sanft und vorsichtig von der Hälfte Ihrer Wade bis zu Ihrer Ferse die Achillessehne. Massieren Sie, als würden Sie auf einer Wasseroberfläche massieren.

Da die Achillessehne oft verspannt ist, müssen Sie bei dieser Massage eher sanft vorgehen. Schütteln Sie die Hände immer wieder aus und massieren Sie die Achillessehne in kleinen kreisenden Bewegungen, die Richtung ist egal, von oben nach unten.

Zu Hause sind 3 bis 5 Minuten Üben oft schon eine Ewigkeit, aber in den Gruppen haben wir die Achillessehnenmassage häufig 30 Minuten lang durchgeführt – und sie hat eine unglaubliche Entspannung für den Gesamtkörper bewirkt.

Die Achillessehne ist übrigens genauso eine Reflexzone wie die Füße (siehe Seite 27). Wenn Sie oben beginnen, sind das Kopf und Schultern, wenn Sie unten enden, ist das der Beckenbereich. Ich habe immer wieder gesehen, dass Menschen Achillessehnenrisse hatten, zum Beispiel in der Mitte der Achillessehne. In diesem Fall war es eindeutig, dass der Betreffende eine leichte Nieren- und Leberschwäche hatte, denn Niere und Leber sind in der Mitte des Körpers.

> **!**
> Auf der Achillessehne sind Reflexzonen für den ganzen Körper.

Falls Sie einen Riss oder eine zusammengewachsene Stelle der Achillessehne haben, massieren Sie noch vorsichtiger und sanfter.

Nachdem Sie die Massage 3- bis 4-mal wiederholt haben, legen Sie die Hände auf die Achillessehne und stellen sich vor, dass die Sehne sich verbreitern würde. Stellen Sie sich vor, dass Ihre rechte Ferse genauso haarig und so breit ist wie bei einem Kaltblutpferd.

Jetzt stellen Sie die Füße nebeneinander und fühlen Sie in die rechte und linke Seite.

Normalerweise müssten Sie jetzt Unterschiede fühlen, das heißt, die rechte Seite ist wärmer als die linke, sie kann aber auch kälter sein als die linke. Das kommt daher, dass Ihr Fühlen aktiviert wird. Es kann auch sein, dass Sie die kalten Beine gar nicht fühlten, bevor Sie nicht massiert haben.

Unser Körper ist innen oft sehr kalt, besonders, wenn Sie sich selbst mit viel Kälte im Leben begegnen, das heißt, Sie achten nicht gut auf sich, Sie hetzen sich durch den Alltag, Sie achten nicht darauf, geordnet und zur rechten Zeit zu essen, Sie sorgen nicht dafür, dass Sie genug Schlaf haben. Alle diese Dinge erzeugen oft eine große Kälte im Körper, und falls Sie zu der Sorte von Menschen gehören, die sich selbst schon seit Jahren ausbeutet und durch die Gegend hetzt, ist es gut möglich, dass Sie Ihren Körper von innen her als extrem kalt empfinden.

Machen Sie sich keine Sorge, diese Kälte verschwindet nach und nach – manchmal, wenn man sich sehr ausgebeutet hat, kann es auch Monate dauern.

Nachdem Sie jetzt den Unterschied fühlen, legen Sie die rechte Hand auf Ihren Unterbauch und gehen mit der linken Hand mit der Ausatemschale am linken Unterschenkel entlang. Sie führen das Ausatmen mit der Handschale jetzt nicht über den ganzen Körper durch, sondern nur am Unterschenkel und stellen sich dabei vor, dass Sie weiter ausatmen als die Ferse, mindestens 40 cm in die Erde.

Stellen Sie noch einmal die Füße auf den Boden und spüren Sie den Unterschied.

Jetzt führen Sie die Handschale vor Ihrem rechten Schienbein entlang. Sie lassen die rechte Hand auf dem Unterbauch liegen, atmen in den Unterbauch hinein und führen die Handschale an Ihrem Knie, an Ihrem Schienbein über den Fuß, über die Zehen und in der Vorstellung mindestens 40 cm über die verlängerten Zehen bis in die Erde.

Gönnen Sie sich einige Minuten Zeit, bevor Sie zur linken Seite gehen.

Wenn Sie unter Schwindel leiden, müssen Sie die Übungen auf beiden Seiten gleichzeitig durchführen (siehe Seite 62), denn bei Schwindelsymptomen ist alles extrem aus der Balance. Aus diesem Grund ist es wichtig, die Übungen gleichzeitig mit beiden Händen durchzuführen.

Nehmen Sie nun den linken Fuß in die Hand, bewegen ihn ganz sanft mit der Hand, schütteln die Hände aus, schütteln Würfel oder was immer Sie wollen aus und spüren den Fuß.

Sie sind jetzt schon so weit in dem Buch, dass Sie immer wieder Pausen einlegen können, in denen Sie fühlen. Die Übungen helfen besser, je langsamer und konzentrierter Sie diese durchführen. Zwar ist die Massage hilfreich, aber die Konzentration auf den Körperteil ist eine größere Hilfe als die Massage selbst.

> **!**
>
> Die Konzentration und Aufmerksamkeit auf Ihren Fuß helfen, den Tinnitus zu bewältigen.

Bewegen Sie den linken Fuß einige Male selbst und dann weiter mit der Hand. Spüren Sie den Unterschied, wenn die Hand den Fuß führt und der Fuß nichts tun muss, außer loszulassen. In all den Übungen geht es immer um das Loslassen: das Loslassen der Spannung, das Loslassen des inneren Drucks und irgendwann geht es auch um das Loslassen des Tinnitus.

Legen Sie nun den linken Fuß auf das rechte Bein. Wenn Sie Probleme damit haben, die Füße auf die Oberschenkel zu legen, sollten Sie hier weiterlesen, ansonsten können Sie ein paar Zeilen überspringen.

Falls Sie die Füße nicht mehr auf die Oberschenkel legen können, legen Sie Ihren Fuß auf den Stuhl und probieren aus, ob Sie so an die Achillessehne kommen.

Sollte auch das nicht klappen, weil der Rücken sich nicht mehr krümmen lässt oder der Körper nicht mehr elastisch ist, können Sie diese komplette Massage an der Achillessehne mit dem Zeh des anderen Fußes durchführen. Danach schütteln Sie die Füße genauso aus, wie Sie sonst die Hände ausschütteln.

Achten Sie bei diesen Übungen immer auf einen guten Sitz. Manchmal ist es gut, zwischendurch aufzustehen, sich zu schütteln, zu recken oder zu strecken.

!

Die Achillessehnen-massage ist wichtig, wenn Sie im Hochleistungs-bereich arbeiten und sich ständig pushen.

Nehmen Sie die Hände und massieren die Achillessehne von der Mitte der Wade herunter bis zur Ferse. Falls Sie die Übungen schon länger durchführen, können Sie in Ihrer Vorstellung die Achillessehne und die Ferse verbreitern. Sie wird so breit und haarig wie die Hinterläufe eines Kaltblutpferdes.

Massieren Sie mehrere Male mit kleinen kreisenden Bewegungen und schütteln Sie die Hände immer wieder aus. Wenn Sie die Füße auf den Boden stellen, sehen Sie in Ihrer Vorstellung ganz breite Fersen und Achillessehnen. Atmen Sie innerlich an den Waden zu den Achillessehnen und Fersen herunter.

Bleiben Sie ein wenig sitzen und genießen Sie das Ergebnis Ihrer wunderschönen Massage.

Spüren der Kulipunkte

Wenn Sie sich genug ausgeruht haben, nehmen Sie wieder – immer noch sitzend – den Fuß nach oben und massieren ein Stück Ihrer Wade von hinten. Auf der Mitte der Wade gibt es einen sehr wichtigen Akupunkturpunkt, man nennt ihn den Kulipunkt. Es ist ein Punkt, der – wenn er sich entspannt – den ganzen Körper ins Gleichgewicht bringt.

!

Kulipunkte sind Punkte, mit denen man den ganzen Körper auf einmal entspannen kann.

In der chinesischen Medizin oder in der taoistischen Lehre gibt es Punkte, sogenannten Wunderpunkte, mit denen man den ganzen Körper auf einmal entspannen kann. Der Kulipunkt ist solch ein Wunderpunkt.

Legen Sie Ihren Daumen auf die Mitte der Wade und erfühlen Sie die Stelle, die leicht nach innen einsinkt.

Ich habe mir jahrelang vorgestellt, dass sich ein Rechenkästchenpapier hinten auf meiner Wade befindet, und ich habe dann so lange den Punkt gesucht, bis ich ihn fand und in ihn hineinfühlen konnte. So werden Sie ihn sicher auch finden.

Diese Übung ist sehr entspannend, und wenn der Punkt wirklich wahrgenommen wird, werden Sie bald merken, dass sich der Körper innerhalb von Sekunden anders anfühlt. Sie haben ihn noch nicht gefunden? Haben Sie keine Sorge, trainieren Sie in aller Ruhe. Sie haben den Daumen auf der Wade. Stellen Sie sich vor, es gäbe einen Gang, und der Daumen wäre nicht Ihr Daumen, sondern eine kleine Taschenlampe. Der Daumen bzw. die Taschenlampe leuchten bis vorn zum Schienbein.

Führen Sie das einige Minuten durch. Sie werden bemerken, dass der Körper wärmer wird. Beginnen Sie gleichzeitig, auszuatmen und den Ausatem über den Körper nach unten fließen zu lassen.

Diese Übung ist stark harmonisierend – ein Grund dafür, dass in all den Jahren viele Kursteilnehmer diese Übung zu ihrer Lieblingsübung machten. Außerdem ist die Übung – weil sie visualisiert wird – überall, in jedem Bus, in jeder Arztpraxis, beim Warten durchzuführen, ohne dass jemand sieht, was Sie machen.

> **!**
>
> Die Übung mit dem Kulipunkt können Sie in Ihren Alltag integrieren.

Jetzt kommt das linke Bein an die Reihe. Mit Ihrer rechten Hand suchen Sie die Mitte der Wade und stellen sich wieder vor, dass Ihr Daumen so etwas wie eine kleine Stablampe ist. Diese Lampe strahlt von der Mitte der Wade bis zu Ihrem Schienbein durch.

Atmen Sie gleichzeitig dabei nach unten aus. Es ist wichtig, dass der Atem 40 cm über die Füße hinwegläuft, sonst transportiert der Ausatem die Spannungen nicht aus dem Körper hinaus.

Wenn Sie diese Übung rechts und links durchgeführt haben, legen Sie die Daumen auf beide Seiten der Waden und stellen sich dann vor, dass gleichzeitig auf jeder Seite eine Taschenlampe die Waden durchstrahlt, als hätten wir dort einen wunderschönen Tunnel.

Manchmal kommen die Teilnehmer nach zwei oder drei Kurstagen zu mir und klagen über Kopfschmerzen oder über Schmerzen im Rücken, die nach dem Üben auftreten. Wie ist das zu erklären? Die Übungen produzieren Bewusstsein, Sie werden sich Ihres Körpers bewusst(er). Sie entwickeln nicht nur Körperbewusstsein, sondern auch Selbstbewusstsein, weil Selbstbewusstsein entsteht, wenn ich mir meiner bewusst bin, wenn ich weiß, wer ich bin, wie ich mich anfühle.

Wenn der Körper zu viele Spannungen hat, dann transportiert er die Beschwerden und den Schmerz nicht mehr. Sie können eine extrem verspannte Schulter, einen extrem verspannten Rücken oder eine extrem verspannte Stirn haben, die Sie jahrzehntelang nicht fühlen. Durch die Entspannungsübungen gerät so viel in Bewegung, dass der Schmerz wieder zur Ihrem Gehirn transportiert und gefühlt wird.

Falls Beschwerden entstehen, machen Sie bitte die gleiche Übung ausdauernd und länger und massieren Sie die entsprechenden Stellen. Massieren Sie leicht den Kopf, wenn er wehtut. Wenn Sie Rückenbeschwerden haben, führen Sie 2- bis 3-mal in der Woche die Übung an der Türkante durch (siehe Seite 76).

Es gibt Kursteilnehmer, die beispielsweise über die Massage der Achillessehnen keine Töne mehr haben, bei denen verschwinden die Töne völlig. Allerdings ist es ein Trugschluss zu glauben, es würde besser, wenn man stundenlang die Achillessehne massiert. Massagen kann man nicht über Stunden durchführen. Das führt zu Schädigungen. Durch exzessives Massieren können Beschwerden erzeugt werden. Außerdem ist es nicht ratsam, nur eine Massageübung zu isolieren und somit aus dem Zusammenhang zu reißen.

> **!**
>
> Die Übungen, erzeugen Körperbewusstsein, deshalb werden Schmerzen manchmal fühlbar.

Display für alltagstaugliche Übungen

Falls Sie Probleme haben, sich in Ihrem Alltag an die Übungen zu erinnern, machen Sie sich ein Display für Ihre Übungen. Ein Display ist ein Zeichen, das Sie daran erinnert, dass Sie etwas Bestimmtes tun wollen. Ein Display kann beispielsweise ein Fenster sein, das sich in Ihrem Computer öffnet und fragt: „Hast Du heute schon mit der Ausatemschale geübt?" Oder: „Verwurzle die Sitzhöcker, wenn Du an Deinem Schreibtisch sitzt." Ein Display kann aber auch eine Blume oder ein Herzchen oder ein Bild von sich selbst auf dem Schreibtisch sein, auf dem steht „Liebe Dich selbst" oder, oder, oder.

Wir gewöhnen uns an diese Displays. Ich verteile in meiner Praxis oft bunte Erinnerungspunkte. Der Selbstständige klebt sich den Punkt an seinen Computer, die Hausfrau an den Kühlschrank – und wann immer man ihn sieht, legt man die Zunge auf die Zähne und macht den „doofen Blick" (siehe Seite 38) oder denkt an den Kulipunkt (siehe Seite 108).

> **!**
>
> Displays müssen verändert werden, da sie sonst nicht mehr wahrgenommen werden.

Lektion 11 – Übungen für Nacken und Schultern

Nichtfühlen als Selbstschutz

Der größte Teil der Tinnitus-Betroffenen fühlt eigentlich extrem schnell, was die Übungen bewirken. Dass eine Seite schon warm ist, wenn man dort massiert und geübt hat, die andere Seite kälter ist, oder dass die bereits massierte Seite sich breiter, länger und entspannter anfühlt und die andere Seite hölzerner, schmaler und verspannter.

Allerdings gibt es in den Kursen immer wieder Teilnehmer, die auch nach Wochen des Übens keinerlei Unterschiede durch das Üben erleben. Das ist an sich kein Problem, weil der Körper doch mitmacht, aber es stellt insofern eine Problematik dar, dass diese Menschen ohne Erfolge üben – manchmal Wochen und Monate. Ein Extrembeispiel war ein Tinnitus-Betroffener, der zweieinhalb Jahre übte, bevor er überhaupt einen Unterschied bemerkte. Ich habe große Hochachtung vor Tinnitus-Betroffenen, die die Übungen so lange Jahre durchführen!

So etwas entsteht oft, wenn der Tinnitus durch eine extrem schwierige Kindheit entstanden ist oder man sich selbst jahrzehntelang extrem unter Druck gesetzt hat. Es ist möglich, dass der Körper dann weite Teile der Selbstwahrnehmung abschaltet.

> **!**
>
> Das Nichtfühlen ist oft Selbstschutz.

Diese Selbstschutzmaßnahme des Nichtfühlens ist an sich sehr sinnvoll, bringt aber für alle Übungen, die mit Körperbewusstsein zu tun haben, ein Problem mit sich. Es ist sehr schwierig zu fühlen, denn das Körperbewusstsein ist reduziert und entsteht oft erst nach jahrelangem Üben wieder. Dennoch habe ich immer wieder erlebt, dass gerade diese Menschen eine unglaubliche Ausdauer haben.

Sie können sich, wenn Sie zu den Nichtfühlern gehören, die gleichen Strukturen auferlegen, die Sie sonst dazu benutzen, um Ihre geschäftlichen Erfolge zu erzielen oder Ihre ständige Arbeitsüberlastung zu ordnen.

Die Übungen sind so entwickelt, dass Sie aus Ihrem strukturellen Zwang langsam, Schritt für Schritt, aussteigen können, ohne dass bei Ihnen zusätzliche Ängste entstehen. Sie merken, dass Sie Ängste haben, Ihre Arbeit nicht zu schaffen. Sie werden das erste Mal sehen, dass es aus diesem ganzen Stress auch einen Ausweg gibt und dass Sie sich nicht in einer Einbahnstraße befinden. Neben dieser Einbahnstraße liegt unter Umständen eine wunderschöne Allee, die direkt in das eigene Leben führt und auch wieder in Glück und Freude. Eine sehr wichtige Übung dafür ist unter anderem der „doofe Blick" (siehe Seite 38).

! Benutzen Sie Ihren „normalen" strukturellen Zwang dazu, dass es Ihnen besser geht.

Tanzen zur Entlastung

Wenn Sie zu den Nichtfühlern gehören, legen Sie – sobald Sie abends nach Hause gekommen sind – eine CD auf und tanzen 15 bis 30 Minuten durch den Raum. Falls Sie keine Musik hören wollen, tanzen Sie ohne Musik. Machen Sie das exzessiv und mit viel Spaß. Falls Sie ein eigenes Haus haben, dann können Sie hin und wieder auch schreien und mal Laute ausstoßen, als wären Sie Tarzan oder Jane. Sprache ohne Sprache ist übrigens immer wieder extrem entspannend.

Nach dieser halben Stunde Tanz setzen Sie sich auf Ihren

Stuhl und bewegen das Knie hin und her. Das rechte Knie von rechts nach links, sodass die Hüfte bewegt wird. Heben Sie auch den Fuß an und stellen ihn wieder ab. Machen Sie das mit Ausdauer. Wenn Sie es nicht durchhalten, diese Übungen ohne andere Betätigungen zu machen, legen Sie sich eine CD auf oder sehen Sie Ihren Lieblingsfilm an oder telefonieren Sie dabei mit Freunden. Sie können diese Übungen auch machen, während Sie am Computer arbeiten.

Sie dürfen diese Übung nicht durchführen, wenn Sie unter Hüftbeschwerden leiden oder eine Hüftoperation hatten. Fragen Sie dann erst einmal Ihren Arzt oder Krankengymnasten.

Jetzt bewegen Sie das Bein ruhig 5 bis 10 Minuten hin und her und schütteln es immer wieder aus. Wenn die Dauer der Übung bei Ihnen Hüftprobleme verursacht, müssen Sie sofort aufhören. Ein 30-Jähriger wird diese Übung ohne Schwierigkeiten können, manche 80-Jährigen auch. Wenn das jedoch eine Bewegung ist, die Sie seit Jahren nicht mehr durchgeführt haben, dürfen Sie die Übung nur wenige Minuten machen.

Schütteln Sie immer wieder zwischendurch das Bein aus, stehen auf und schütteln auch das andere Bein aus.

Spüren Sie, wie sich das eine Bein anfühlt und das andere? Das ist übrigens auch eine gute Übung nach einem extrem anstrengenden Tag.

Dann schütteln Sie nochmals Ihre Beine aus und fühlen den Unterschied. Es ist möglich, dass die bewegte Hüfte ein wesentlich längeres Bein „produziert" hat. Wundern Sie sich nicht, unsere Muskeln bestehen aus Fasern und diese Fasern ziehen sich im Stress zusammen. Leider kann man den Muskeln nicht befehlen, sich zu entspannen, denn diese Spannung ist unwillkürlich und nicht Ihrem Willen unterworfen.

Ich habe in den Kursen manchmal junge Leute, die andauernd solche Zappelbewegungen machen. Man darf diesen Menschen die Zappelei nicht verbieten. Von außen wirkt das wie ein

!

Machen Sie diese Übung nicht, wenn Sie Hüftprobleme haben.

!

Durch die Hin- und Herbewegung des Beins werden alle Muskeln des Beins gelockert.

Tick, aber möglicherweise ist dieser Tick die Hauptentspannung, die es demjenigen ermöglicht, überhaupt durch seinen stressigen Alltag zu kommen. Erst muss der Alltagsstress verändert werden, dann kann man vielleicht auch mit dem Zappeln aufhören, aber nicht umgekehrt.

Wenn Sie die rechte Seite 10 Minuten mit dieser Übung entspannt haben, wenden Sie sich dem linken Knie und Bein zu und machen die gleiche Bewegung auf der linken Seite.

Die Entspannung wird umso größer, je mehr Sie hineinfühlen. Aber nach einem Stressalltag kann man oft überhaupt nichts fühlen, weil man es vor lauter innerer Unruhe kaum schafft, das Bein so zu bewegen, wie man will.

Wenn Sie das linke Bein einige Zeit nach links und rechts bewegt haben, schütteln Sie auch das linke Bein aus, schütteln Ihre Arbeit, Ihre Verwandten, Ihren Ehepartner, alles, was Sie im Leben belastet, aus. Manche Tinnitus-Betroffene haben sehr dominante Ehepartner, denen Sie nicht widersprechen können, denn sie können oft nicht Nein sagen.

!

Der Tinnitus-Betroffene sagt fast immer Ja, wenn von außen eine Forderung an ihn herantritt.

Tinnitus-Betroffene sind oft übersozial, meistens sehr gut ausgebildet, sehr verpflichtet und sie denken oft an andere, selten an sich selbst. Wenn Sie die Übungen jedoch regelmäßig durchführen, werden Sie feststellen, dass Sie plötzlich Nein sagen, egal ob Sie darüber vorher nachgedacht haben oder nicht.

Stehen Sie jetzt auf und schütteln beide Beine aus, lassen möglichst viel Belastendes herausfallen, danach schütteln Sie auch die Hände aus, lassen Sie auch aus den Händen viel Belastendes herausfallen.

Paddeln mit den Schultern

Damit der Oberkörper nicht zu kurz kommt, stellen Sie sich jetzt breitbeinig in Ihren Raum, beugen die Knie etwas an und nehmen das Gesäß ein wenig nach hinten. Das Kinn ist leicht auf die Brust geneigt.

Dann stellen Sie sich vor, dass an Ihren Schultern Paddel angebracht sind. Die sind mindestens 1 m lang auf jeder Seite. Beginnen Sie mit diesen imaginären Paddeln zu paddeln.

Die erste Paddelbewegung geht nach vorn, und Sie sind mit der Wahrnehmung an den Enden der Paddel. Es fühlt sich an, als wären Ihre Schultern ganz weit nach außen verlängert.

Sie schütteln die Hände aus, danach paddeln Sie nach hinten. Sie sind einige Minuten lang ganz auf die Enden der Paddel konzentriert.

Schütteln Sie noch einmal Ihre Füße aus, dann bewegen Sie Ihr Becken hin und her.

Alle Beckenbewegungen dürfen nur ausgeführt werden, wenn Sie keinen Bandscheibenvorfall haben. Alles, was Ihr Krankengymnast verboten hat, ist für Ihr Skelettsystem nicht erlaubt. Fragen Sie besser vorab Ihren Therapeuten oder Arzt.

Dann können Sie mit beiden Paddeln Gegenbewegungen machen, das heißt, ein Paddel beginnt sich nach vorn zu bewegen und dann folgt das andere nach der halben Strecke, wenn das erste Paddel auf dem Weg nach hinten ist. Spielen Sie mit diesen Bewegungen und fühlen Sie, was gut für Sie ist.

Zum Ende dieser Paddelbewegungen machen Sie noch synchrone Bewegungen, ganz nach vorne paddeln und die Schultern schütteln, ganz nach hinten paddeln und die Schultern wieder schütteln.

Sie spüren in Ihren Körper hinein. Sie spüren in den Kopf hinein. Sie spüren in den Hals hinein und atmen mit oder ohne Handschale nach unten aus. Sie spüren in die Schulterblätter und den Rücken hinein und in die Arme und verlängern von dort aus die Finger.

Oft fließt jetzt schon mehr Speichel im Mund zusammen, und es kann vorkommen, dass Sie hin und wieder mal gähnen müssen.

Falls Sie bei den Übungen nicht gähnen oder auch kein Wasser im Mund zusammenfließt, kann es sein, dass Sie nicht lange

!

Beckenbewegungen dürfen Sie nur machen, wenn Sie keinen Bandscheibenvorfall haben.

genug oder nicht konzentriert genug üben oder dass Sie zu den Nichtfühlern gehören, die extreme Nackenverspannungen haben. Haben Sie den Mut und machen weiter.

Spüren Sie jetzt in den Brustkorb hinein, in Ihr Zwerchfell, in den Unterbauch. Von den Sitzhöckern aus lassen Sie die Sitzhöcker verwurzeln. Erst den rechten Sitzhöcker, dann den linken wie in Lektion 4 (siehe Seite 62).

Anschließend spüren Sie in die Oberschenkel hinein. Es ist, als würde der rechte und der linke Oberschenkel in Ihre Unterlage hineinsinken, als würden die Oberschenkel herunterhängen oder größer werden. Danach sinken die Kniekehlen, sinken die Waden, sinken die Fußsohlen in den Fußboden hinein, und die Zehen verlängern sich.

Wenn die Waden sinken sollen, stellen Sie sich vor, dass die Waden wie Säcke hängen. Nehmen Sie die Übung mit der Handschale dazu. Wenn Sie das Ausatmen mit der Handschale 4- bis 5-mal durchgeführt haben, legen Sie die rechte Hand auf Ihren Unterleib, die linke Hand legen Sie an Ihre Schädelbasis, also an den Hinterkopf zwischen den Ohren.

!

Das Nicken der Königin, das Nicken des Königs.

Beginnen Sie ganz huldvoll zu nicken, als wären Sie der König oder die Königin, der seinen bzw. die ihren Untertanen huldvoll nach rechts und links zunickt. Diese Übung nimmt sehr viel Spannung aus dem Nacken. Wenn Sie die Übung noch mit dem „doofen Blick" (siehe Seite 38) kombinieren, wird oft der Körper innerhalb von wenigen Sekunden wärmer. Die Wärme ist ein Zeichen dafür, dass sich der Körper entspannt.

Falls der Kopf wehtut und Kopfspannungen fühlbar werden, können Sie Ihren Kopf leicht mit den Händen massieren und anschließend die Hände ausschütteln. Nicken Sie dann wieder einige Minuten lang. Anschließend atmen Sie mit oder ohne Handschale am Körper entlang aus.

Tinnitus-Betroffene haben oft – obwohl sie viel leisten und exzellente soziale Mitbürger sind – ein geringes Selbstbewusst-

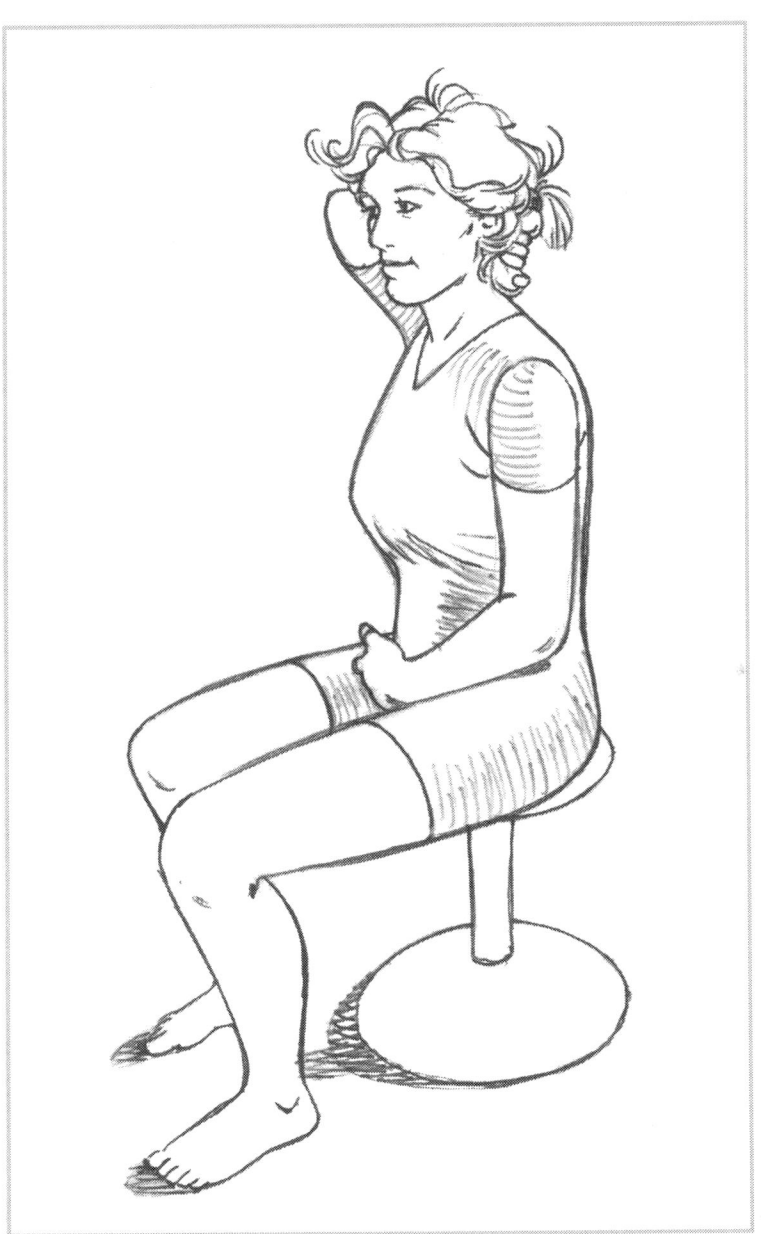

Massieren Sie Ihren
Kopf mit den Händen.

!

Oft fühlen Tinnitus-Betroffene nicht mehr, wie gut oder wie genial oder wie hilfreich sie sind.

sein. Sie glauben, sie müssten immer noch mehr tun, obwohl eigentlich schon alles mehr als perfekt ist.

Ich habe diese Übung selbst wochenlang regelmäßig praktiziert, sobald ich irgendwo saß und wartete. Es gibt viele Bereiche im Leben, wo man auf jemanden wartet, auf die Kinder, den Ehepartner, den Chef, die Bahn, den Arzt. Wenn ich mich dann unbeobachtet fühlte, habe ich die Gelegenheit genutzt und die Übung durchgeführt, bis ich merkte, dass mein Körper wesentlich wärmer wurde.

Bei vielen Tinnitus-Betroffenen sind oft das Gesäß, die Füße oder die Hände kalt. Sie frieren häufig. Das wird mit dem Üben besser.

Lektion 12 – Die Sonne-und-Mond-Übung

Die nachfolgende Übung stammt aus der taoistischen Lehre und ist eigentlich schon eine Erweiterung der Tinnitus-Atemtherapie, da sie sehr weit in den Energiekörperbereich hineingeht. Ich biete diese Übung seit ungefähr zehn Jahren in den Kursen an, und es ist erstaunlich, dass über 60 Prozent der Kursteilnehmer diese Übung zu ihrer Lieblingsübung machen und sie unglaublich gern durchführen. Die Sonne-und-Mond-Übung ist eine reine Vorstellungsübung. Falls Sie damit Schwierigkeiten haben, legen Sie diese Übung solange beiseite, bis Sie darauf Lust haben.

Die Sonne-und-Mond-Übung geht davon aus, dass der ganze Körper zusammenhängt: Wir heilen oder aktivieren das Ohr oder bringen die Kräfte des Ohres wieder in Balance, indem wir in unserer Vorstellung das Ohr auf die Hüfte oder in das Innere des Beckens legen.

Wenn Sie diese Übung in Ruhe zu Hause erarbeitet haben, können Sie sie anschließend sowohl im Sitzen als auch im Liegen im Bett oder unterwegs durchführen. Sie sollten diese Übung immer erst dann durchführen, wenn Ihre Füße warm sind und Sie nicht mehr unter Stress stehen. Wenn Sie gerade nach Hause kommen und gestresst oder nervös sind, nehmen Sie die Übungen aus den Lektionen 1 bis 3.

Gedankliches Putzen der Ohren

Setzen Sie sich auf den Stuhl und legen die Hände zunächst an die rechte und linke Hüfte und massieren die Außenseite der Hüften und die Hüftgelenke. Schütteln Sie dabei immer wieder die Hände aus, bis Sie Ihr Becken fühlen. Klopfen Sie noch einige Male das Becken ab, sodass Ihr Becken wirklich sehr bewusst und wach ist.

Dann klopfen Sie wie in Lektion 2 auf Seite 35 Ihre Beine ab. Wenn der Tag sehr heiß oder sehr anstrengend war, dann klopfen Sie außen herunter und innen hoch, weil das den Kreislauf wieder in Gang bringt.

Lehnen Sie sich gemütlich an die Rückenlehne und stellen sich vor, dass sich auf Ihrem Hüftgelenk rechts und links ein großes Ohr befindet. Das heißt, Ihre Ohren sind gar nicht am Kopf, sondern am Becken angewachsen.

Sie sehen das erst einmal vor Ihrem inneren Auge und stellen sich weiter vor, dass Sie ein ganz weiches, warmes Tuch haben, mit dem Sie das rechte Außenohr ganz genüsslich auswischen. Sie beginnen an den äußeren Falten des Ohres – alles nur in der Vorstellung – und wischen die Falten vom Ohr aus, so als wollten Sie jede Falte nach dem Duschen trocknen.

Dann gehen Sie mehr auf den Gehörgang zu und in Richtung auf das Trommelfell und putzen auch da ganz sorgfältig Ihr Ohr aus – alles nur in der Vorstellung auf Ihrer Hüfte. Nehmen Sie das Tuch und putzen genüsslich Ihr vorgestelltes Ohr hinten, also die Stelle, wo Ihr vorgestelltes Ohr an der Hüfte angewachsen ist. Schütteln Sie immer wieder den Staub aus, den Sie wegputzen.

> **!**
>
> Wichtig: Vor diesen inneren Übungen müssen immer die Entspannungs- und die Bewegungsübungen durchgeführt werden.

> **!**
>
> Wenn Sie gestresst und überdreht sind, klopfen Sie beide Beine in Richtung nach unten ab.

> **!**
>
> Man nimmt immer wieder dieses vorgestellte Tuch und schüttelt es öfter mal aus.

Manchmal hat man das Gefühl, dass man an einer bestimmten Stelle des vorgestellten Ohres mehr putzen müsste. Vielleicht mehr am Ohrläppchen oder mehr am Ohr hinten. Manchmal kann man in diesem Ohr auch irgendwelche Schorfstellen oder kühle Stellen feststellen. Gehen Sie einfach dem inneren Impuls nach und bleiben bei dieser Stelle länger.

Gehen Sie jetzt langsam auf das Innere des Ohres zu, und zwar auf das Trommelfell. Das Trommelfell heißt nicht umsonst Trommelfell, es ist das Fell einer Trommel.

Vor einigen Jahren erzählte mir einmal ein Tinnitus-Betroffener, dass sein Arzt den Tinnitus hören könnte. Da ich schon viele erstaunliche Sachen gehört habe, habe ich es einfach registriert. Eines Tages sitze ich neben einem Bekannten, der völlig gestresst und in Hetze zu mir gekommen war – und ich höre seinen Tinnitus. Dieser Tinnitus ist ein Trommelfell-Tinnitus, der das Trommelfell so verziehen kann, dass es Töne macht.

Sollte das der Auslöser des Tinnitus sein, kann dem Betroffenen eigentlich schnell geholfen werden, weil eine Entspannung des äußeren Ohres das Trommelfell wieder in Gleichklang bringt und die Beschwerden aufhören.

Gehen Sie in Ihrer Vorstellung langsam auf Ihr imaginäres Hüftohr zu. Sie sehen das Trommelfell, das zwischen 7 und 8 cm im Durchmesser groß ist. In Ihrer Vorstellung massieren Sie an diesem großen Trommelfell auf Ihrer Hüfte langsam in kleinen rotierenden Bewegungen ganz am Rand des Trommelfells – erst in der einen Richtung, dann in der anderen Richtung. Hin und wieder schütteln Sie das feine Tuch aus. Sie konzentrieren sich mit Andacht auf die Innenseite des Trommelfells und massieren den Rand des Trommelfells mit kleinen, kreisenden Bewegungen.

Wenn eine wohlige Wärme und Entspanntheit eingetreten ist, atmen Sie ganz sanft über die Beine und Füße aus. Falls das nicht der Fall ist, machen Sie sich keine Sorge, atmen Sie einfach sanft aus.

!

Ein Trommelfell-Tinnitus lässt sich in der Regel mit der Entspannung des äußeren Ohres beseitigen.

!

Es kann sich schon bei dieser Übung eine wohlige Wärme und Entspanntheit bilden.

Als Nächstes treffen Sie in Ihrem Ohr auf die kleinen Gehörknöchelchen Hammer, Amboss und Steigbügel. Stellen Sie sich vor, dass diese drei kleinen Knöchelchen etwa 7 bis 8 cm groß sind. Putzen Sie sie ganz liebevoll ab. Putzen Sie zuerst den ganzen Hammer entlang. Stellen Sie sich vor, wie Sie immer wieder das Tuch ausschütteln und über die Beine ausatmen.

Anschließend kommt der Amboss. Wischen Sie mit kleinen rotierenden Bewegungen über den Amboss, als wäre es ein Kinderspielzeug. Sie atmen immer wieder in Ruhe aus.

Danach putzen Sie den Steigbügel von innen und außen, wobei Sie immer wieder sanft über die Füße ausatmen.

Je nachdem merken Sie, wie sich Spannungen von der Brust oder Spannungen hinter der Stirn lösen. Wundern Sie sich nicht, diese Übung geht wesentlich weiter als Sie ermessen können.

Weiter geht es mit dem limbischen System im Ohr, also den Bogengängen, die Ihr Gleichgewichtsorgan darstellen. Stellen Sie sich diese Bogengänge wie mehrere wunderschöne große Bögen oder Schleifen vor. Sie putzen an den Innenseiten dieser Schleifen entlang und atmen wieder bewusst an den Außenseiten dieser Schleifen entlang aus. Auch hier kann jede Schleife 5 cm groß sein.

Bleiben Sie mit Ihrer entspannenden Vorstellung immer noch im rechten Ohr und im rechten Becken. Atmen Sie wieder aus und machen Sie diese Entspannungsübung nicht hektisch. Diese Übung ist nichts, was man mal eben „erledigen" sollte, sondern sie ist eine Wohlfühlübung, die man auch durchführen kann, wenn man auf dem Sofa oder in einem Liegestuhl liegt.

Schütteln Sie immer wieder das kleine, feine Tuch, das das Gleichgewichtssystem putzt und poliert, aus.

Gehen Sie anschließend langsam weiter und kommen Sie zur Hörschnecke. Stellen Sie sich die Hörschnecke wie ein wunderschönes Schneckenhaus mit feinem, nach innen gehendem Labyrinth vor. Sie wischen ganz sanft über diese Hörschnecke. Sie fol-

!

Es entsteht eine große Beckenentspannung, die eine Wirkung auf den gesamten Körper hat.

gen ihrem Muster, das nach innen immer enger wird, langsam zur Mitte und folgen dann wieder mit kleinen kreisenden Bewegungen dem Muster nach außen, wobei die Spirale immer weiter wird.

Danach gehen Sie zum Hörnerv. Der Hörnerv und der Gleichgewichtsnerv gehen von hier aus in Ihr Gehirn. Da die Nerven schon zu der Gehirnmasse gehören, werden sie sehr vorsichtig massiert. Stellen Sie sich vor, dass die Nerven wie bei den elektrischen Leitungen ganz viele feine Drähte in ganz verschiedenen Farben wären. Lassen Sie diese Drähte nach hinten in Ihr Becken fließen, in Richtung auf die Gesäßfalte. Ganz kleine, feine drehende Bewegungen lösen auch vom Gehörnerv den Stress.

Atmen Sie immer wieder nach unten aus. Wenn Sie jetzt über den Gehörnerv streichen, atmen Sie ganz liebevoll am Rücken entlang nach unten aus.

Kommen Sie danach langsam zur linken Seite, wo die Übung einfach nur andersherum geht. Mit kleinen kreisenden Bewegungen massieren Sie den Gehörnerv von der Gesäßfalte hin in Richtung auf die Mitte Ihres Beckens.

Lassen Sie immer mal wieder zwischendurch den Ausatem hinten an den Schultern herunterrutschen, atmen Sie immer wieder hinten am Rücken entlang herunter. Denn die Vorstellung der kleinen kreisenden Bewegungen in Ihrem Becken auf dem Gehörapparat nimmt Spannungen aus dem ganzen Körper.

Als Nächstes kommt die Hörschnecke. Sie gehen wieder von dem breiten Muster der Schnecke eines kleinen Labyrinthes nach innen und dann wieder nach außen.

Danach folgen Sie den Bogengängen Ihres Gleichgewichtsorganes mit kleinen, kreisenden Bewegungen. Wischen Sie die Bogengänge mit Ihrem Tuch innen und außen aus. Vergessen Sie dabei das Ausatmen zu den Füßen hin nicht.

Gehen Sie weiter: Zuerst kommt der Steigbügel, den Sie mit kleinen, kreisenden Bewegungen putzen. Fühlen Sie selbst, wo dieses kleine Knöchelchen viel Sauberkeit braucht.

!

Diese Übung nimmt sehr viel Stress aus dem Becken, aber auch aus dem ganzen Rückenraum.

Dann bekommt der Amboss seine Spezialbehandlung und wird mit dem Tuch ausgewischt. Die ganze Vorstellungsübung ist weiterhin in Ihrem Becken. Ausatmen und genießen. Dann kommt der Hammer, er wird geputzt wie die beiden anderen Gehörknochen.

Gerade diese Vorstellungsübungen sollten Sie ruhig 10- bis 20-mal durchführen, denn oft wissen Sie erst dann, was sie bewirken. Es sind so feine Übungen, dass Sie am Anfang keine Wirkung spüren, schließlich kommt dann oft zuerst die Wärme in den Körper zurück.

> **!**
>
> Die Wärme im Körper und im Becken reduziert die Angst.

Jetzt kommen Sie zu Ihrem Trommelfell auf der linken Seite, massieren Sie dieses Fell wieder an der Außenseite Ihres Beckens. Das Trommelfell kann so verspannt sein, dass Sie plötzlich die Spannungen am Ohr spüren. Dann sollten Sie mehrere Tage lang sehr konsequent Ihr Trommelfell auf der Innenseite des Beckens massieren.

Massieren Sie nun die Außenseite des Trommelfells auf der linken Seite so, als würden Sie durch die Membran des Trommelfells durchspüren.

Diese Übung kann das Gehör wieder stark verbessern, besonders dann, wenn Sie unter einer schwankenden Schwerhörigkeit, dem fluktuierenden Hörvermögen, leiden.

> **!**
>
> Einige Betroffene hören nach dieser Übung wesentlich besser.

Massieren Sie das Ohr von außen und schütteln immer wieder das Tuch aus. Massieren Sie die Falten vom Ohr, die äußeren Falten des Ohres, den Bereich hinter dem Ohr. Manche, die unter Tinnitus leiden, haben es „faustdick hinter den Ohren". Eigentlich heißt das ja, dass man wild und ungebändigt ist, aber die meisten Tinnitus-Betroffenen sind gar nicht wild und unbändig, sondern sie sind meistens sehr sozial und sehr diszipliniert. Ich glaube eher, dass zu viel Disziplin hinter den Ohren sitzt. Wenn das auch auf Sie zutrifft, dann putzen Sie etwas ausdauernder hinter Ihrem vorgestellten Ohr entlang und schütteln den imaginären Staub aus Ihrem Tuch heraus.

Wenn Sie auf der linken Seite fertig sind, atmen Sie mehrere Male in das Becken ein und lassen den Ausatmen an der Vorderseite der Beine zu den Füßen über die verlängerten Zehen weglaufen. Sie können das auch an den Hinterseiten der Beine tun.

Sonne und Mond

Stellen Sie sich danach vor, das rechte Hüftohr wäre eine wunderschöne Tür und die Sonne würde 40 cm neben Ihrem Ohr stehen. Die Strahlen fallen durch Ihr rechtes Ohr auf Hammer, Amboss und Steigbügel und auch auf Ihr Gleichgewichtsorgan, auf die Bogengänge, auf die schöne Hörschnecke und auf Ihren Hörnerv. Sie strahlt von der rechten Seite zu der linken Seite. Der linke Hörnerv wird von den Sonnenstrahlen mitgenommen, die Strahlen fließen an der linken Hörschnecke, dem Gleichgewichtsor-

"Sonne und Mond" ist eine der schönsten Heilübungen der taoistischen inneren Übungen.

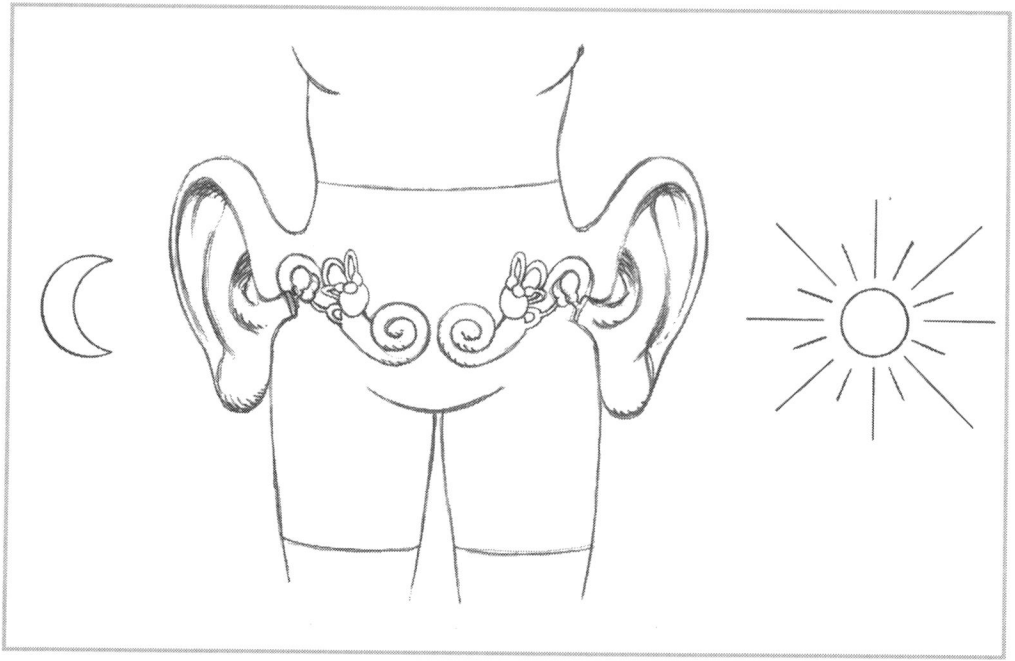

gan, Steigbügel, Amboss und Hammer entlang, und sie fließen durch das Trommelfell durch das linke Ohr nach außen.

Lassen Sie die Sonnenstrahlen so lange Sie wollen dort durchfließen.

Falls Sie diese Übungen zum Einschlafen nachts in Ihrem Bett durchführen wollen, machen Sie alles von der linken Seite nach rechts. Beginnen Sie mit dem linken Ohr in Ihrer Vorstellung und enden mit dem rechten vorgestellten Ohr. Zum Abschluss stellen Sie sich vor, dass das linke Ohr eine große Tür wäre und links neben Ihrem Becken, ungefähr 40 cm entfernt, steht ein Mond. Das Mondlicht durchfließt die große Ohrmuschel, den Hammer, Amboss und Steigbügel, Ihre Bogengänge, die Hörschnecke und Ihren Hörnerv.

Das Mondlicht fließt weiter, und es folgen der rechte Hörnerv, die rechte Hörschnecke, die rechten Bogengänge, Steigbügel, Amboss und Hammer und das rechte Trommelfell. Am Ende fließt das Mondlicht auf der rechten Seite nach außen.

!

Das macht den Körper kühler und bringt den Schlaf.

Wenn Sie jedoch noch lange arbeiten wollen, lassen Sie die Sonne von rechts durchfließen.

Es ist eine der schönsten Heilübungen der taoistischen inneren Übungen. Wenn Sie sie damit kombinieren, dass Sie über die Füße ausatmen und die Zehen verlängern, können sich noch ganz andere Wirkungen einstellen. Sie werden sich in Ihrem Leben besser fühlen.

Kürzlich fragte mich eine ältere Dame: „Bekomme ich durch diese Übungen bessere Laune? Ich kann jetzt oft singen und laufe oft trällernd durch mein Haus, obwohl ich ganz allein lebe und früher sehr unglücklich war, und heute bin ich sehr glücklich." Ja, diese Übungen können auch glücklich machen.

Weitere Entspannungstechniken

Akupunktur

Bei der Behandlung eines Tinnitus bietet die aus der traditionellen chinesischen Medizin (TCM) stammende Akupunktur verschiedene Verfahren an, die als begleitende Therapie empfohlen werden.

Bei einem chronischen Tinnitus wird die Form der Behandlung auf den einzelnen Patienten mit seinen Beschwerden und Erkrankungen individuell abgestimmt. Daher ist eine ausführliche Anamnese, das bedeutet Begutachtung der Krankengeschichte, Bestandteil der Behandlung.

Die TCM führt Krankheiten auf eine Störung des Energieflusses zurück. Bei einer Akupunkturbehandlung wird grundsätzlich auf den ganzen Körper geachtet. Tinnitus wird als Symptom für Störungen betrachtet, die bei jedem Patienten anders sein können. Beispielsweise wurden bei Tinnitus-Patienten ein gestörter Fluss des Leber-Chi (siehe Seite 37) und eine Nierenschwäche diagnostiziert, die entsprechenden Punkte wurden 20 Minuten lang genadelt. Besserung lässt sich durch eine Abschwächung des Ohrgeräusches und bei den sogenannten Begleitsymptomen wie Schlaflosigkeit und Konzentrationsstörungen durch eine Akupunkturbehandlung erreichen.

Eine weitere Akupunkturmethode sind Implantate, die dauerhaft unter der Haut des Ohres bleiben. Dort sorgen sie für eine bessere Durchblutung, Schlackenstoffe werden abtransportiert und das Innenohr kann wieder gut arbeiten.

> **!**
> Bei einer Akupunkturbehandlung wird immer auf den ganzen Körper geachtet.

Feldenkrais

Grundlage für die Bewegungspädagogik nach Moshé Feldenkrais ist die Erkenntnis, dass zwischen Denken, Fühlen, Wahrnehmen und Bewegung ein Zusammenhang besteht. Verändert man eine der Komponenten, zum Beispiel die Bewegung, erreicht man auch eine Veränderung im Ganzen.

Menschen entwickeln in ihrem Alltag Bewegungsmuster, die nicht bewusst wahrgenommen werden. Durch langsame, sanfte und ungewohnte Bewegungen werden diese Muster deutlich gemacht und Alternativen aufgezeigt. Durch das bewusste, nachhaltige Einüben entstehen neue Muster, die in den Alltag als unbewusste Bewegungen übernommen werden. Die positiven Wirkungen können Linderungen von fehlhaltungsbedingten Leiden sein, Lösungen von Muskelverspannungen, Schmerzlinderung und eine Verbesserung des körperlichen und seelischen Wohlbefindens.

Angewendet wird die Methode, die nicht als Therapie, sondern als pädagogische Methode für das Erlernen sensomotorischer Bewegungsabläufe zu sehen ist, in vielen Bereichen der Körperschulung, beispielsweise in der Kampfkunst, im Sport und im Tanzen. Im medizinischen Bereich wird mit der Feldenkrais-Methode in der Rehabilitation, Schmerztherapie, Behindertenarbeit und in der Prävention gearbeitet.

In der Tinnitus-Behandlung wird durch kleine, langsame Bewegungen die Aufmerksamkeit auf die Körperwahrnehmung gelenkt. Patienten lernen, unbewusste Bewegungsblockaden durch präzise strukturierte Bewegungsabläufe wahrzunehmen und entwickeln ein positives Körpergefühl. Linderung wird dabei sowohl über ein besseres allgemeines Wohlbefinden erreicht als auch über die Ablenkungen, die mit den bewusst ausgeführten Bewegungen verbunden werden.

> **!**
> Im Mittelpunkt stehen Bewegungsmuster, die den Lebensalltag prägen, und die Möglichkeiten, diese angemessen zu variieren.

Fußreflexzonenmassage

Fußreflexzonentherapie beruht auf der Annahme, dass sich auf den Fußsohlen der gesamte Körper mit seinen Organen abbildet und mit bestimmten Zonen der Fußsohlen in Verbindung steht (siehe Seite 27).

!

Die Fußreflex-
zonenmassage
kann ohne viel
Aufwand selbst
durchgeführt
werden.

Eine Massage dieser Reflexzonen erfolgt als ergänzende Behandlung bei Krankheiten, insbesondere zur Linderung von Schmerzen und Durchblutungsstörungen, wird aber auch als „Wohlfühlbehandlung" eingesetzt. Der Therapeut reibt oder drückt einzelne Zonen fest mit dem Daumen. Mit diesen Reizungen werden Organfunktionen angeregt oder beruhigt. Weitere positive Wirkungen sind eine stärkere Durchblutung, Stressabbau und Anregung der Selbstheilungskräfte.

Bei Tinnitus werden zunächst die passenden Zonen ausgesucht und dann in der oben beschriebenen Weise massiert. Die allgemeine Wirksamkeit bei Tinnitus wird zwar bezweifelt, doch kann man eine Besserung des Zustandes beobachten, wenn Stress die Ursache ist. Die Fußreflexzonenmassage hat den Vorteil, dass sie auch von den Patienten selbst ohne viel Aufwand durchgeführt werden kann.

Homöopathie

Das Prinzip der Homöopathie beruht auf der Annahme, dass Ähnliches mit Ähnlichem geheilt werden kann. Dafür werden Stoffe ausgewählt, die bei einem Gesunden die Symptome hervorrufen, die der Kranke hat. Diesem wird der Stoff in einer stark verdünnten (potenzierten) und besonders zubereiteten Lösung gegeben. Beabsichtigt ist, hierdurch die Selbstheilungskräfte des kranken Menschen zu stärken.

Die Behandlung beginnt mit der sorgfältigen Erhebung der Krankengeschichte (Anamnese). Dabei werden die Symptome des Tinnitus, aber auch die Lebensweise, Abneigungen und Vorlieben, Träume und die seelische Verfassung erfragt. Der Therapeut wählt danach das zu dem Patiententypen passende Mittel aus.

Auch hier wird der intensiven Zuwendungen des Therapeuten eine Heilwirksamkeit zugesprochen. Sinnvoll kann eine homöopathische Behandlung vor allem für die Begleitsymptome eines chronischen Tinnitus sein.

!

Homöopathie ist
sinnvoll bei der
Behandlung der
Begleitsymptome
eines chronischen
Tinnitus.

Kinesiologie

Der Name Kinesiologie kommt aus dem Griechischen und bedeutet „Bewegungslehre". Das Spektrum der Krankheiten, für die
das Verfahren eingesetzt wird, ist sehr groß. Daneben gibt es die
Möglichkeit, Kinesiologie einzusetzen, um das persönliche
Wachstum zu fördern, die Lebensfreude zu stärken und Bezie-
hungskonflikte zu lösen.

Kinesiologie ist ein manuelles und ganzheitliches Heilverfah-
ren. Grundlage der Behandlung ist die Annahme, dass eine
Schwäche bestimmter Muskeln oder Muskelgruppen zu der Funk-
tionsstörung des Körpers führt. Die Diagnose erfolgt durch einen
einfachen Muskeltest. Die geschwächten Muskeln werden wieder
mit Energie versorgt. Das geschieht, indem spezielle Körperpunk-
te, die dem Lymphsystem, dem neurovaskulären oder dem Meridiansystem zugerechnet werden, gezielt manuell, zum Beispiel
durch eine Klopfakkupressur, angeregt werden.

Bei der Behandlung eines Tinnitus wird in der Regel mit Methoden der Psycho-Kinesiologie gearbeitet. Dabei liegt die Annahme zugrunde, dass der Tinnitus seelische Ursachen hat, und
durch lange zurückliegende Kindheitserlebnisse, wie nicht gelös-
te emotionale Konflikte, bedingt ist. Auch hier wird die Diagnose
durch einen Muskeltest gestellt. Dabei wird durch gezielte Fragen
das krankheitsauslösende Ereignis im Unterbewusstsein aufge-
spürt und „entkoppelt".

Art und Ablauf einer kinesiologischen Behandlung können je
nach Einstellung und Erfahrung des Therapeuten unterschiedlich verlaufen. Sie wird als Tinnitus-Behandlung meistens in
einem therapeutischen Gesamtkonzept mit weiteren Methoden
kombiniert.

> **!**
> Bei der Kinesiologie wird angenommen, dass die Ursache für Tinnitus lange zurückliegende Kindheitserlebnisse sind.

Lymphmassage

Das Lymphsystem des Menschen besteht aus einer Vielzahl von Kapillaren entlang des venösen Blutkreislaufs, aus Lymphbahnen, in denen Flüssigkeit mit den gelösten Abfallstoffen, zum Beispiel aus dem Darm, transportiert wird und die die überschüssige Körperflüssigkeit in die Blutbahn zurückführen. Die einzelnen Lymphbahnen laufen in den Lymphknoten zusammen. Sie wirken wie Filter. Dort wird die Lymphe durch die Aktivität von Abwehrzellen gereinigt und an größere Lymphbahnen weitergeleitet.

Zum Lymphsystem gehören auch die Milz, die Mandeln und das lymphatische Gewebe auf Schleimhäuten. Neben der Aufgabe des Flüssigkeitstransports spielt es eine große Rolle bei der Immunabwehr des menschlichen Körpers.

Bei Störungen des Lymphsystems staut sich Körperflüssigkeit, es kommt zu Schwellungen im Gewebe. Entzündungen im Körper können Schwellungen der Lymphknoten bewirken.

Eine manuelle Lymphdrainage soll die Leistungsfähigkeit des Lymphsystems wieder herstellen. Durch Dreh- und Pumpbewegungen an den Lymphknoten und -bahnen und durch Ausstreichen wird die Lymphe in Bewegung gebracht, die Schwellungen gemindert und Schmerzen beseitigt.

Die Lymphmassage verfolgt eine Ganzkörpertherapie. Das Ziel ist, durch die Massagebewegungen überflüssige Schlacken und Säuren aus dem Gewebe zu entfernen. Die verfestigte Lymphe in dem Gewebe an der Oberfläche des Körpers wird durch die Massage verflüssigt und in Bewegung gebracht, sodass sie in der Lage ist, die Schlackenstoffe abzutransportieren. Die Zellen des Bindegewebes können so besser mit Sauerstoff und Nährstoffen versorgt werden. Eine Ergänzung mit einem Wärmefußbad sorgt für eine Entspannung des venösen Systems, das die Lymphe besser aufnehmen und abtransportieren kann. Für den Patienten bringt die Massage Entspannung und allgemeines Wohlbefinden.

!

Die Lymphmassage darf nur von entsprechend ausgebildeten Therapeuten durchgeführt werden.

Wie bei anderen Massageformen werden auch hier die Selbstheilungskräfte angeregt.

Der Fluss der Lymphe wird durch die Bewegungen des Körpers in Gang gebracht. Für Menschen, die sich wenig bewegen können, ist die Lymphmassage eine gute Methode der Krankheitsvorbeugung.

Magnetfeldtherapie

Die Magnetfeldtherapie wird eingesetzt, wenn der Tinnitus im Zusammenhang mit Halswirbelsäulenbeschwerden steht. Dazu wird eine Magnetspule neben der Halswirbelsäule aktiviert. Das Magnetfeld durchdringt Gewebe und Knochen und bewirkt, dass sich der Knorpel wieder regeneriert. Lindern sich die Beschwerden der Halswirbelschädigung, hat dies auch positive Auswirkung auf den Tinnitus.

> Eine positive Wirkung hat die Therapie, wenn der Tinnitus durch eine Halswirbelstörung entstanden ist.

Im Unterschied dazu soll die transkranielle Magnetfeldstimulation direkt den Tinnitus beeinflussen. Dazu wird eine Magnetspule auf den Kopf gelegt. Durch die pulsierenden elektromagnetischen Felder werden die darunterliegenden Nervenzellen des Hörzentrums beeinflusst. Verringert sich die Aktivität, werden auch die Ohrgeräusche weniger. Vor der Anwendung dieser Methode muss allerdings eine Kernspintomografie gemacht werden, um festzustellen, welche Bereiche angesprochen werden müssen.

Neuraltherapie

Die Methode der Neuraltherapie basiert auf der Annahme, dass zwischen der Haut und den inneren Organen eine funktionelle Verbindung besteht. Krankheiten, insbesondere chronische Erkrankungen, werden durch Impulse von Störfeldern der Haut aufrechterhalten. Diese Impulse sollen durch die Neuraltherapie beseitigt werden, indem die betreffenden Hautstellen und eventuelle Muskelverspannungen mit einem Betäubungsmittel be-

!

Die Neuraltherapie
wird eingesetzt,
wenn der Tinnitus
durch Halswirbel-
säule- oder Kiefer-
gelenkbeschwerden
aufgetreten ist.

handelt werden. Eingesetzt wird diese Methode häufig in der Schmerztherapie.

Eine Anwendung der Neuraltherapie ist dann angebracht, wenn der (akute) Tinnitus auf Beschwerden der Halswirbelsäure oder des Kiefergelenks beruht. Die damit verbundenen Bewegungsblockaden und Muskelverspannungen lassen sich gut mit der Neuraltherapie beseitigen. Erreicht werden kann hier eine Verbesserung, in einzelnen Fällen eine Beseitigung des Tinnitus.

Ohrmassage

!

Durch die Ohr-
massage wird das
Organ besser
durchblutet.

Mit einer Ohrmassage wird eine bessere Durchblutung des Organs erreicht. Nach Dr. Bajog wird die Massage mit den Handballen beider Hände durchgeführt. Bei leicht geöffnetem Mund und nach vorn gebeugtem Kopf werden beide Ohren gleichzeitig massiert: Zuerst wird der Knochenvorsprung hinter dem Ohrläppchen mit kreisenden Bewegungen unter sanftem Druck mit den Handballen leicht massiert. Anschließend verschiebt man die Handballen 15-mal nach oben in Richtung Scheitelbein. Danach 15-mal in Richtung Ohrmuschelfalte.

Anschließend ist der vordere Bereich an der Reihe: Die Ohren werden mit den Handflächen verschlossen, 15-mal von rechts nach links, 15-mal von links nach rechts kreisen und jeweils 15-mal von oben nach unten und umgekehrt schieben.

Neben der direkten Massagewirkung bewirkt die Ohrmassage eine Funktionsregulation der Haut. Dies wird durch die dünne Haut im Ohrbereich begünstigt.

Osteopathie

Auch die Osteopathie wird empfohlen, wenn der Tinnitus im Zusammenhang mit Halswirbelsäulenbeschwerden steht.

Osteopathie ist eine manuelle Therapie, das heißt, der Osteopath untersucht mit seinen Händen den Körper, um Blockierungen und Verspannungen zu ertasten. Seine Befunde verbindet er mit dem Tinnitus und stellt einen individuellen Behandlungsplan auf. Ebenfalls mit seinen Händen löst er Blockaden, lockert Bänder, Muskeln und Bindegewebe und erreicht damit auch die inneren Organe. Die Aufhebung der Verspannungen und Bewegungsblockaden lindert ebenfalls den Tinnitus. Eine erfolgreiche Behandlung wird auch auf die intensive Zusammenarbeit zwischen Therapeut und Patient zurückgeführt.

> **!**
> Die Aufhebung der Verspannungen und Bewegungsblockaden kann den Tinnitus lindern.

Progressive Muskelentspannung (Muskelrelaxation)

Die Progressive Muskelentspannung nach Jacobson gehört zu den klassischen Entspannungsübungen. Sie hat den Vorteil, dass sie, wenn sie unter Anleitung erlernt wurde, überall selbstständig eingesetzt werden kann.

Das Ziel der Entspannung wird erreicht, indem Spannung und Entspannung gegenübergestellt werden. Die Muskeln werden nacheinander gezielt und bewusst gespannt und entspannt. Zum Beispiel werden die Hände zu Fäusten geballt, die Spannung wird einige Sekunden gehalten und dann bewusst plötzlich gelöst. Die Folge ist eine nachhaltig wirksame Entspannung. Auf diese Weise kann man wichtige Muskelgruppen zur Entspannung bringen. In der Folge werden unwillkürliche Verspannungen schneller und bewusster wahrgenommen. Im Zusammenspiel von Körper und Seele werden durch die physische Lockerung auch geistige und psychische Anspannungen gelöst.

> **!**
> Die Folge der Progressiven Muskelentspannung ist eine nachhaltige Entspannung.

Ohne viel Aufwand können so Tinnitus-Patienten die Anspannungen und Verkrampfungen lösen, die den Tinnitus verstärken. Die Aufmerksamkeit wird durch die Entspannung vom Ohrgeräusch weggeführt, und eine kurzfristige Zunahme des Geräusches kann durch eine gezielte Kurzentspannung gedämpft werden.

Qigong

Auch Qigong arbeitet mit Bewegungsübungen, die die eigene Körperwahrnehmung stärken. Die Methode entstammt der Chinesischen Medizin und arbeitet mit dem Prinzip des Yin und Yang. So wird vor Beginn der Therapie geprüft, ob der Tinnitus-Patient ein Yin-Typ mit energetischer Schwäche oder ein Yang-Typ mit energetischer Überladung ist. Festgestellt wird das dadurch, welchen Verlauf das Auftreten des Ohrgeräusches nimmt. Je nach Typ wird ein Bewegungsplan für den Patienten erstellt. Die Energie wird gesenkt oder gesteigert und neu im Körper verteilt (ideal sind 30 Prozent im oberen, 70 Prozent im unteren Bereich).

Auch diese Bewegungen werden sehr langsam, ohne Spannungsaufbau in den Muskeln, durchgeführt. Qigong-Übungen bewirken neben einer bewussteren Wahrnehmung von Körpergefühlen und Sinnesreizen eine sensomotorische Balance zwischen Wahrnehmen und Ausüben. Die Patienten können außerdem ihre Aufmerksamkeit bewusster steuern und werden so von den Ohrgeräuschen abgelenkt. Die Übungen können nach einiger Zeit selbstständig ausgeführt und nach Bedarf eingesetzt werden, sodass die Betroffenen sich dem Tinnitus nicht ausgeliefert fühlen müssen.

Die Bewegungsübungen können kombiniert werden mit Übungen zur Stärkung der Konzentration und Imagination und mit Techniken der Akupressur.

> **!**
>
> Die Patienten können ihre Aufmerksamkeit bewusster steuern und werden so von den Ohrgeräuschen abgelenkt.

Retraining-Therapie

Die Tinnitus-Retraining-Therapie wurde 1990 von Jastreboff und Hazell entwickelt. Die Therapie zielt weniger auf die Entstehung des Tinnitus, sondern stellt die Verarbeitung des Tinnitus im zentralen Nervensystem und somit die bewusste Wahrnehmung in den Mittelpunkt.

Geräusche und akustische Signale werden im Innenohr aufgenommen und an den Hirnstamm weitergeleitet, wo die ausgelösten Reflexe gesteuert werden. Das limbische System regelt, ob wir ein Geräusch als angenehm oder unangenehm empfinden. Diese Wahrnehmungen und Empfindungen bestimmen schließlich einen Höreindruck, der im primären Hörzentrum bewusst wird. Diese Wahrnehmungen können aktiv beeinflusst werden, indem etwa Störlärm unterdrückt oder herausgefiltert werden kann. So kann man ein ständiges Geräusch „überhören". Bei einem Tinnitus-Erkrankten funktioniert dies nicht.

Der Tinnitus ist an sich kein sehr lautes Geräusch, sondern wird durch einen Lernprozess als laut, störend und angstauslösend wahrgenommen. Die Aufmerksamkeit wird auf das Ohrgeräusch gelenkt und der unangenehme Eindruck weiter verstärkt. Auf diesen Überlegungen baut die Tinnitus-Retraining-Therapie auf: Nicht der Tinnitus selbst soll beseitigt werden, sondern die unangenehme Wahrnehmung soll „verlernt" werden.

!

Ziel ist die Gewöhnung an den Tinnitus und seine Beherrschung.

In einem Viersäulenmodell ist die Methode in ein Konzept eingebunden. Dies umfasst neben Aufklärung und Beratung, psychologischer Betreuung und Entspannungstechniken die Versorgung mit „Rauschgeräten" (Tinnitus-Noiser, Tinnitus-Control-Instrument, Tinnitus-Masker). Mithilfe dieser kleinen Apparate, die einem Hörgerät gleichen, wird dem Betroffenen ein leises, wenig störendes, eher als angenehm empfundenes Geräusch angeboten (beispielsweise Wasserplätschern). Damit soll er lernen, durch bewusstes Hinhören auf dieses als positiv empfundene Geräusch aus seiner negativen Einstellung zu Geräuschen herauszukommen und auch das Tinnitus-Geräusch als nicht so unangenehm zu empfinden.

An der Retraining-Behandlung sind mehrere Fachleuten beteiligt. Die Erfolgsquote liegt etwa bei 50 Prozent. Die Gesamtdauer der Retraining-Therapie kann über ein Jahr betragen und erfordert die aktive Mitarbeit des Patienten.

Rhythmische Massage

Die rhythmische Massage ist eine Abwandlung und Erweiterung der klassischen Massage. Sie wurde in den 1920er-Jahren von Dr. Ita Wegman entwickelt.

Grundlage sind die Vorstellungen der anthroposophischen Medizin. Danach ist der menschliche Organismus vierfach gegliedert, entsprechend den klassischen Elementen Erde, Wasser, Luft und Feuer. Der menschliche Körper erhält seine Struktur und Form durch das Mineralische, also die Erde. Den Flüssigkeiten, das heißt dem Wasser, entspricht das Lebendige. Die Atmung zeigt die Empfindungen und äußert sich im Gewebe als Unter- oder Überspannung. Die Wärme des Organismus steht im Zusammenhang mit dem Lebensgefühl, mit dem individuellen Geist.

Die rhythmische Massage wirkt primär auf die Flüssigkeitsströme und die Atmung. Eine Belebung der Flüssigkeitsströme wirkt auch auf die Wärme. Diese spezielle Massageform ist auf eine ganzheitliche Behandlung ausgerichtet. Die Art und Dauer der Massage wird speziell auf den individuellen Befund und das Krankheitsbild abgestimmt. Die Hauptwirkung besteht in der Stärkung der Selbstregulierung des Organismus.

Ein wesentliches Unterscheidungsmerkmal zur klassischen Massage ist die Qualität der Griffe. Durch rhythmisch-pulsierendes Verdichten und Lösen entsteht eine Sogwirkung, die die Flüssigkeiten des Körpers in Bewegung bringt und die Durchblutung fördert. Das Gewebe wird von der Tiefe zur Peripherie hin gelöst. Dies hilft, Verspannungen im Muskel- und Bindegewebe zu lösen. Die Rhythmik wirkt auf die rhythmischen Abläufe im Körper und reguliert Atmung, Herztätigkeit und Kreislauf, Verdauung und Schlafrhythmus.

Bewegungsformen wie Lemniskate (liegende Acht) oder Spiralen lösen und verbinden einzelne Körperteile und stellen die Verbindung mit dem Kosmos wieder her. Leib und Seele werden so zusammengebracht. Als psychische Reaktion bewirken sie eine Aufhellung, die Initiativkräfte werden gestärkt, die Fähigkeit zur Selbstwahrnehmung gefördert.

Eine Nachtruhe nach der Behandlung ist Teil der Therapie. Erst in der Ruhe entfaltet sich die heilsame Wirkung der Massage.

Diese vielfältigen Wirkungen machen die rhythmische Massage für eine Vielzahl von Erkrankungen einsetzbar, oder sie ist ein Bestandteil der Behandlung. Neben den Indikationen für eine klassische Massage werden Organstörungen behandelt, außerdem kann eine Tumorbehandlung unterstützt werden. Die Massage wird auch in der Heilpädagogik und bei psychiatrischen Erkrankungen eingesetzt.

> **!**
> Erst in der Ruhe entfaltet sich die heilsame Wirkung der Massage.

Tai Chi

Tai Chi wird in China als Volkssport betrieben und ist in Deutschland auch unter dem Namen „Schattenboxen" bekannt.

Die Methode besteht aus einer Kombination von ritualisierten, langsamen, wie in Zeitlupe ausgeführten Bewegungen und Atmung. Diese Bewegungen werden so ausgeführt, dass keine Muskelanspannungen erfolgen. Dadurch treten eine Entspannung und ein Stressabbau ein. Die Wirkung auf Tinnitus-Betroffene ist, ähnlich wie bei den Feldenkrais-Übungen, eine verbesserte Körperwahrnehmung und eine Stärkung der Kondition und der Koordination.

Tai Chi kann in ein Therapiekonzept eingebettet werden. Laut einer Umfrage der Deutschen Tinnitus-Liga hat Tai Chi durch Beruhigung und Entspannung eine positive Wirkung vor allem auf stressbedingten Tinnitus.

> **!**
> Tai Chi hat eine positive Wirkung vor allem auf stressbedingten Tinnitus.

Yoga

Yoga ist eine umfassende Bewegungstherapie, die unter Anleitung eines Yogalehrers gelernt und durchgeführt wird. Sie stammt aus Indien und kann mit Philosophie oder Religion, Ernährungs-

!

Die Yogaübungen helfen, vom Ohrgeräusch abzulenken.

regeln oder Fragen der Partnerschaft variiert werden. In der Regel wird hier Hatha-Yoga vermittelt. Es umfasst neben Bewegungen Konzentrations-, Atmungs- und Entspannungsübungen sowie Meditation.

Yoga entfaltet seine Wirkung durch eine positive Beeinflussung, das heißt Entspannung, des vegetativen Systems und kräftigt die inneren Organe. Für Tinnitus-Patienten ist auch hier die Ablenkung vom Ohrgeräusch hilfreich. Die allgemeine Ausgeglichenheit stärkt das Selbstvertrauen und hilft, auch der Krankheit gelassener zu begegnen.

ANHANG

Literatur

Biesinger, E: Hörsturz und Tinnitus schnell verstehen und sofort richtig handeln. Antworten auf die wichtigsten Fragen. Trias Verlag 2003

Chang, TS: Das Handbuch ganzheitlicher Selbstheilung. Ariston Verla 1990

Chang, TS: Das Tao der Sexualität. Goldmann Verlag 1995

Czischke, H: Tinnitus von A bis Z. Deutsche Tinnitus-Liga 2004

Draayer, H, de Pree, M: Finde dich selbst durch Meditation. Schirner Verlag 2007

Draayer, H: Zu neuen Räumen des Bewusstseins. Kösel Verlag 1989

Draayer, H: Das kosmische Auge. Kösel 2002.

Draayer, H, Höhr, H: Offen zwischen Himmel und Erde. Kösel Verlag 1994

Draayer, H, Höhr, H: Das Licht in uns. Kösel Verlag 1991

Grüber, I: Kinesiologie. Energiebalance für mehr Gelassenheit und Lebensfreude. Südwest Verlag 2009

Härter, S: Berührung – Rhythmus – Heilung. Die Rhythmische Massage nach Dr. med. Ita Wegman. Amthor 2005

Hauschka, M: Rhythmische Massage nach Dr. Ita Wegman: Menschenkundliche Grundlagen. Margarethe-Hauschka-Schule, Verein zur Künstlerischen Therapie und Massage e. V. 1972

Hoffmann, G: Fußreflexzonenmassage. Wohltuende Massagen mit sanftem Fingerdruck. Südwest Verlag 2009

Holl, M: Tinnitus lindern. Vorbeugung, sanfte und nachhaltige Heilung. Ein Selbsthilfeprogramm. Jopp Oesch Verlag 2002

Holl, M: Mit Power-Tao zu Glück, Liebe und Erfolg. Geist und schöpferische Energie gewinnen. Jopp Oesch Verlag 2005

Holl, M: 5 Minuten für mich. 52 Karten mit wirkungsvollen Übungen für Gesundheit und Wohlbefinden. Südwest Verlag 2008

Holl, M: 5 Minuten für dich. 52 Karten mit einzigartigen Übungen für mehr Liebe zu sich selbst und anderen. Südwest Verlag 2008

Holl, M: Tinnitus lindern. CD ISBN 978-3-00-018627-1

Holl, M: Besser schlafen – tief und erholsam. CD ISBN 987-3-000251757-7

Kurtz, R: Körperzentrierte Psychotherapie. Die Hakomi Methode. Synthesis Verlag 1995

Lowen, A: Bioenergetik. Therapie der Seele durch Arbeit mit dem Körper. Rowohlt TB-Verlag 1998

Lowen, A: Bioenergetik: Körperausdruck und Persönlichkeit. Grundlagen und Praxis der Bioenergetik. Goldmann Verlag 1999

Uvnäs Moberg, K: The Oxytocin Factor: Tapping the Hormone of Calm, Love, and Healing. Da Capo Press 2003

Wichtige Adressen

Maria Holl
Heilpraktikerin (Psychotherapie)
Klemensstr. 3
52074 Aachen
Tel.: 0241 513850
E-Mail: info@maria-holl.de
www.maria-holl.de,
www.tinnitus-atemtraining.de

Deutsche Tinnitus-Liga e. V. (DTL)
Am Lohsiepen 18
42369 Wuppertal
Tel.: 0202 246520
E-Mail: dtl@tinnitus-liga.de
www.tinnitus-liga.de

Deutscher Schwerhörigenbund e. V. (DSB)
Breite Str. 2
13187 Berlin
Tel.: 030 47541114
E-Mail: dsb@schwerhoerigen-netz.de
www.schwerhoerigen-netz.de

Österreichische Tinnitus-Liga (ÖTL)
Postfach 9
A-8052 Graz
Tel.: 0043 (0) 316289130
E-Mail: koller@oetl.at
www.oetl.at

Schweizerische Tinnitus-Liga
Ländliweg 21
CH-5400 Baden
Tel.: 0041 (0) 813308551
E-Mail: info@tinnitus-liga.ch
www.tinnitus-liga.ch

Danksagung

An dieser Stelle möchte ich allen danken, ohne die die Therapie nie 15 Jahre alt geworden wäre.

Als Erstes meinem Ehemann Walter Holl, der immer an mich, die Therapie und deren Erfolg glaubte.

Dann Herrn Hans Knör, dem Gründer der Deutschen Tinnitus-Liga, der in der Rezension zu meinem ersten Buch schrieb, dass meine Therapie alles umfasst, was ein Tinnitus-Betroffener als Hilfe benötigt. Ich bin auch seiner Ehefrau Elke Knör, Geschäftsführerin der Tinnitus-Liga, die tatkräftig die Therapie unterstützt hat, zu großem Dank verpflichtet. Ich konnte sie oft in schwierigen Situationen anrufen, und sie hat mir durch ihre beständig freundliche Art oft den Mut gegeben weiterzumachen.

Nicht zuletzt danke ich Rainer Bleek, Fachbereichsleiter Zentrum für Gesundheitsförderung Vereinigte IKK, der mir in allen Jahren den Mut gab, das Tinnitus-Atemtraining weiter so anzubieten, dass es auch für Kassenpatienten eine finanzierbare Hilfe blieb und nicht zu einer Elitetherapie für Vermögende geworden ist.

Ich müsste noch mehr Menschen danken, die mir das Festhalten an meinen Grundsätzen ermöglichten, eine einfache Therapie zu entwickeln, die für jeden funktioniert und von jedem durchzuführen ist. Eine Therapie, die bei Menschen mit akutem, chronischem oder dekompensiertem Tinnitus auch noch nach einem Leben mit 20 Jahren Ohrgeräuschen wirkt.

Machen Sie stets weiter mit den Übungen, fangen Sie heute an.

Ihre
Maria Holl

Register

Prof. Dr. med. Klaus-Dieter Kolenda

Was mich stark macht

Nehmen Sie Ihre Gesundheit selbst in die Hand
Prävention für Jedermann

192 Seiten, 80 Farbfotos,
Grafiken und Tabellen,
15,5 x 21,0 cm, Klappenbroschur
ISBN 978-3-89993-586-8
€ 14,95

- Alle Maßnahmen für ein langes Leben in Gesundheit
- Praktische Tipps vom Präventions-Experten
- Kampf dem „Tödlichen Quartett" Übergewicht, Bewegungsmangel, Alkohol- und Zigarettenkonsum

Der Autor

Prof. Dr. med. Klaus-Dieter Kolenda ist Facharzt für Innere Medizin, für Physikalische und Rehabilitatorische Medizin sowie für Sozialmedizin. Als langjähriger Chefarzt der Ostseeklinik Schönberg-Holm, einer Klinik zur medizinischen Rehabilitation und für Prävention, hat er tausenden Patienten einen gesunden Lebensstil vermittelt.

„Anders als in ähnlichen Büchern oftmals üblich, stellt Kolenda nicht die Krankheiten in den Vordergrund und beschreibt, was man tun muss, damit sie nicht ausbrechen. Er stellt die Präventionsmaßnahmen vornean und erklärt, was sich dadurch alles verbessert. Diese Aufteilung ist schlau, verdeutlicht sie die Wirkungsweisen von Kolendas Präventionsratschlägen sehr viel eindrucksvoller. Tipps, Tricks und teils umfangreiche Statistiken runden den gelungenen und leicht verdaulichen Gesundheits-Ratgeber ab." *Kieler Nachrichten*

schlütersche

www.buecher.schluetersche.de

Stand November 2010. Änderungen vorbehalten.

Bibliografische Information der Deutschen Nationalbibliothek
Die Deutsche Nationalbibliothek verzeichnet diese Publikation
in der Deutschen Nationalbibliografie; detaillierte bibliografische Daten
sind im Internet über http://dnb.de abrufbar.

ISBN 978-3-89993-567-7

Titelfoto:
Jerome Berquez – fotolia.com

2. Auflage (PoD)

© 2023 Schlütersche Fachmedien GmbH
Hans-Böckler-Allee 7, 30173 Hannover
www.schluetersche.de

Lektorat: Dagmar Fernholz, Köln
Zeichnungen: Paletti Comics/Agentur Holl
Layout: Groothuis, Lohfert, Consorten, Hamburg
Covergestaltung: Kerker + Baum Büro für Gestaltung, Hannover
Satz: Die Feder, Konzeption vor dem Druck GmbH, Wetzlar
Druck und Bindung: CPI Druckdienstleistungen GmbH, Erfurt

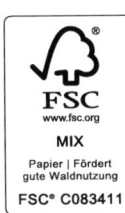

Zeitfracht Medien GmbH
Ferdinand-Jühlke-Straße 7
99095 Erfurt, Deutschland
produktsicherheit@kolibri360.de